Viagem ao Consultório do dentista

BIANCA FIORENTIN MOURA
ILUSTRAÇÕES DE DAM D'SOUZA

2.ª EDIÇÃO AMPLIADA

A DEUS. "ENQUANTO VIVER, FALAREI DA TUA BONDADE E LEVANTAREI AS MÃOS A TI EM ORAÇÃO"(SL 63,4).

A MEUS PAIS, LUIZ E SIRLEI, E A MINHA IRMÃ, SABRINA, POR ME ENSINAREM O VALOR DA VIDA.

AOS MEUS TRÊS AMORES: MEU ESPOSO CELSO, PRESENTE QUE A VIDA TROUXE PARA PERTO DE MIM, E MEUS FILHOS, BRUNO E PEDRO. ETERNAMENTE GRATA POR VOCÊS EXISTIREM.

AOS MEUS FAMILIARES, COLEGAS DE PROFISSÃO, PACIENTES E AMIGOS.

Editora Verso

Editora InVerso

® 2019. Editora Inverso

R. Doutor Goulin, 1523 Alto da Glória
CEP 80040-280 Curitiba-PR
(41) 3254-1616 e (41) 3558-8001
editorainverso@editorainverso.com.br
www.editorainverso.com.br
Facebook.com/editorainverso
Instagram @editorainverso

COORDENAÇÃO EDITORIAL
Cristina Jones
Editora InVerso

REVISÃO
Carlos W. Jorge

ILUSTRAÇÃO
Dam d'Souza

CAPA, PROJETO GRÁFICO E ARTE-FINAL
Adriane Baldini

DADOS INTERNACIONAIS DE CATALOGAÇÃO NA PUBLICAÇÃO (CIP)
Mona Youssef Hammoud – CRB/ 9ª 1393

M929v

MOURA, Bianca Fiorentim. Viagem ao consultório do dentista.
2.ª ED. Ampliada - Dam D'Souza [il.]. Curitiba: InVerso, 2020.
36p. 22 x 22 cm — PTBR

ISBN: 978-65-86436-35-8

1. Literatura infantil. 2. Crianças no dentista.
3. Objetos odontológicos. 4. Atividades para interagir. I. Título

CDD. 372.4

Literatura infantil: B869.341 Crianças no dentista: 372.4

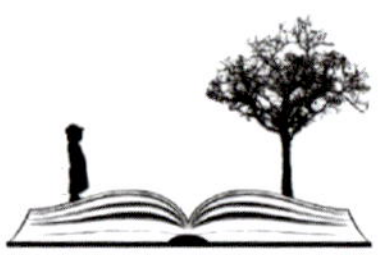

QUERIDO(A) LEITOR(A):

ESTE LIVRO FOI ESCRITO PARA TODAS AS PESSOAS QUE SE PREOCUPAM EM PREPARAR SUAS CRIANÇAS PARA O ATENDIMENTO DENTÁRIO, INDEPENDENTEMENTE DE OS PEQUENOS POSSUÍREM OU NÃO EXPERIÊNCIA ODONTOLÓGICA.

A FALTA DE PREPARO PSICOLÓGICO ADEQUADO DA CRIANÇA ANTES E DURANTE O ATENDIMENTO ODONTOLÓGICO TENDE A CAUSAR FALHAS NA EFICIÊNCIA DO TRATAMENTO, IMPOSSIBILITANDO QUE SEJA BEM-SUCEDIDO. POR ISSO, BASEADO EM EVIDÊNCIAS CIENTÍFICAS, O LIVRO MOSTROU-SE EFICAZ QUANTO À REDUÇÃO DA ANSIEDADE INFANTIL FRENTE AO ATENDIMENTO ODONTOLÓGICO, SERVINDO COMO CONDICIONAMENTO POSITIVO DA CRIANÇA PREVIAMENTE À CONSULTA.

ESSE LIVRO EDUCATIVO FOI ESCRITO POR UMA ESPECIALISTA E MESTRA EM ODONTOPEDIATRIA, COM A INTENÇÃO DE AUXILIAR OS RESPONSÁVEIS E INCENTIVAR AS CRIANÇAS A SE PREPARAREM DE MANEIRA CORRETA E EFICIENTE PARA A VISITA AO DENTISTA, SEM DEIXAR DE TRATAR O ASSUNTO DE FORMA LÚDICA E PRAZEROSA.

O LIVRO TAMBÉM APRESENTA UM QR CODE QUE PERMITE À CRIANÇA CONHECER E IDENTIFICAR ALGUNS RUÍDOS REFERENTES AO CONSULTÓRIO ODONTOLÓGICO, COMO O SOM DAS CANETAS DE ROTAÇÃO E DO SUGADOR, ALÉM DE UMA PÁGINA APRESENTANDO ALGUMAS RECOMENDAÇÕES AOS RESPONSÁVEIS, AUXILIANDO PARA QUE O ENCONTRO ENTRE A FAMÍLIA E O DENTISTA SEJA UM SUCESSO.

ABRAÇOS E BOA LEITURA!

BIANCA FIORENTIN MOURA

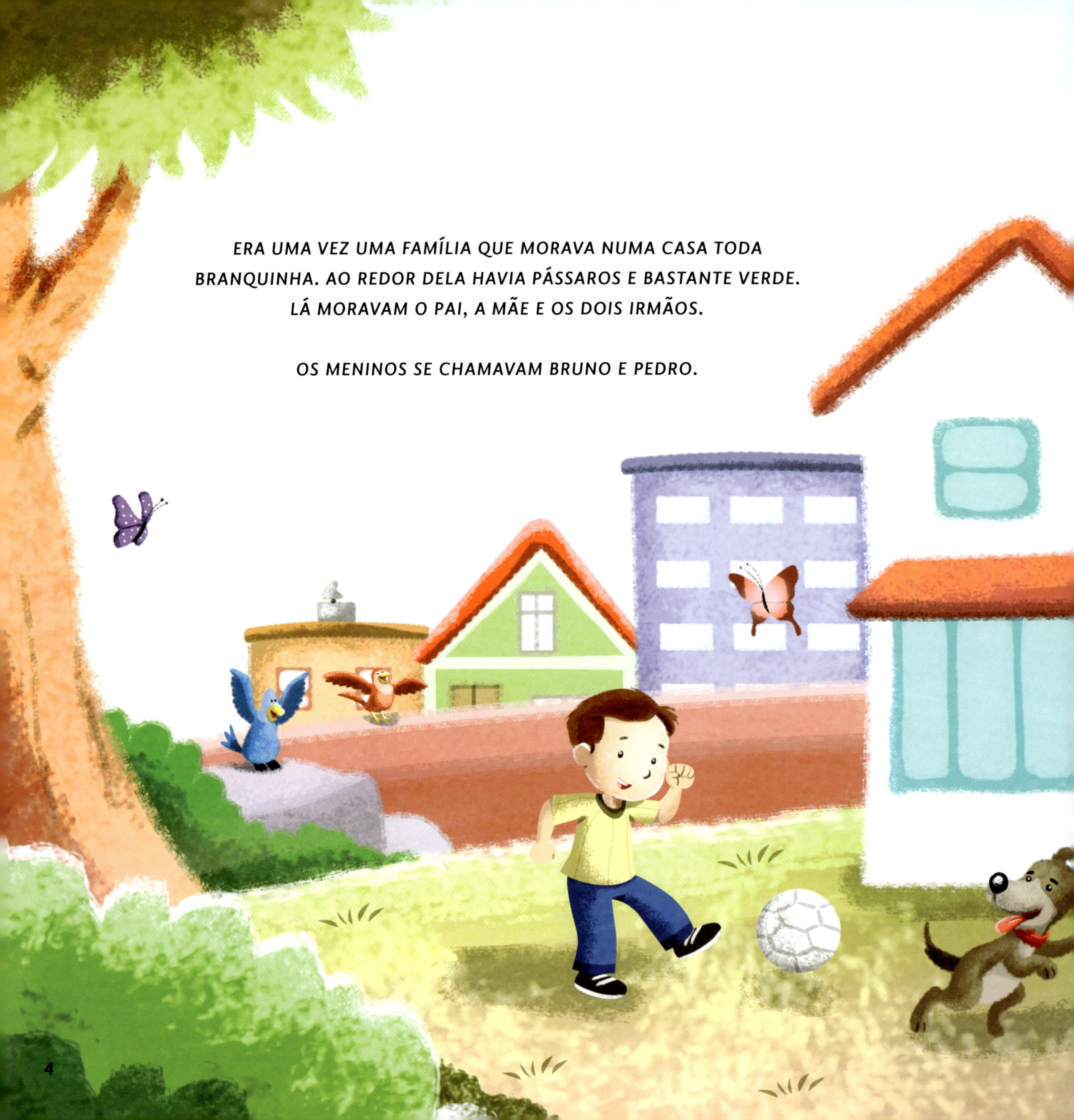

ERA UMA VEZ UMA FAMÍLIA QUE MORAVA NUMA CASA TODA BRANQUINHA. AO REDOR DELA HAVIA PÁSSAROS E BASTANTE VERDE. LÁ MORAVAM O PAI, A MÃE E OS DOIS IRMÃOS.

OS MENINOS SE CHAMAVAM BRUNO E PEDRO.

UM DIA, OS IRMÃOS FORAM BRINCAR NO PARQUE. BRUNO, O MAIS VELHO, FICOU COM MEDO, PORQUE NÃO CONHECIA NENHUM PARQUE DE DIVERSÕES, MAS ELE FOI E ADOROU!

ELES SEMPRE SE DIVERTIAM JUNTOS, MAS BRU PREFERIA BRINCAR DE SUPER-HERÓIS, E PE GOSTAVA DE PINTAR E ANDAR DE BICICLETA.

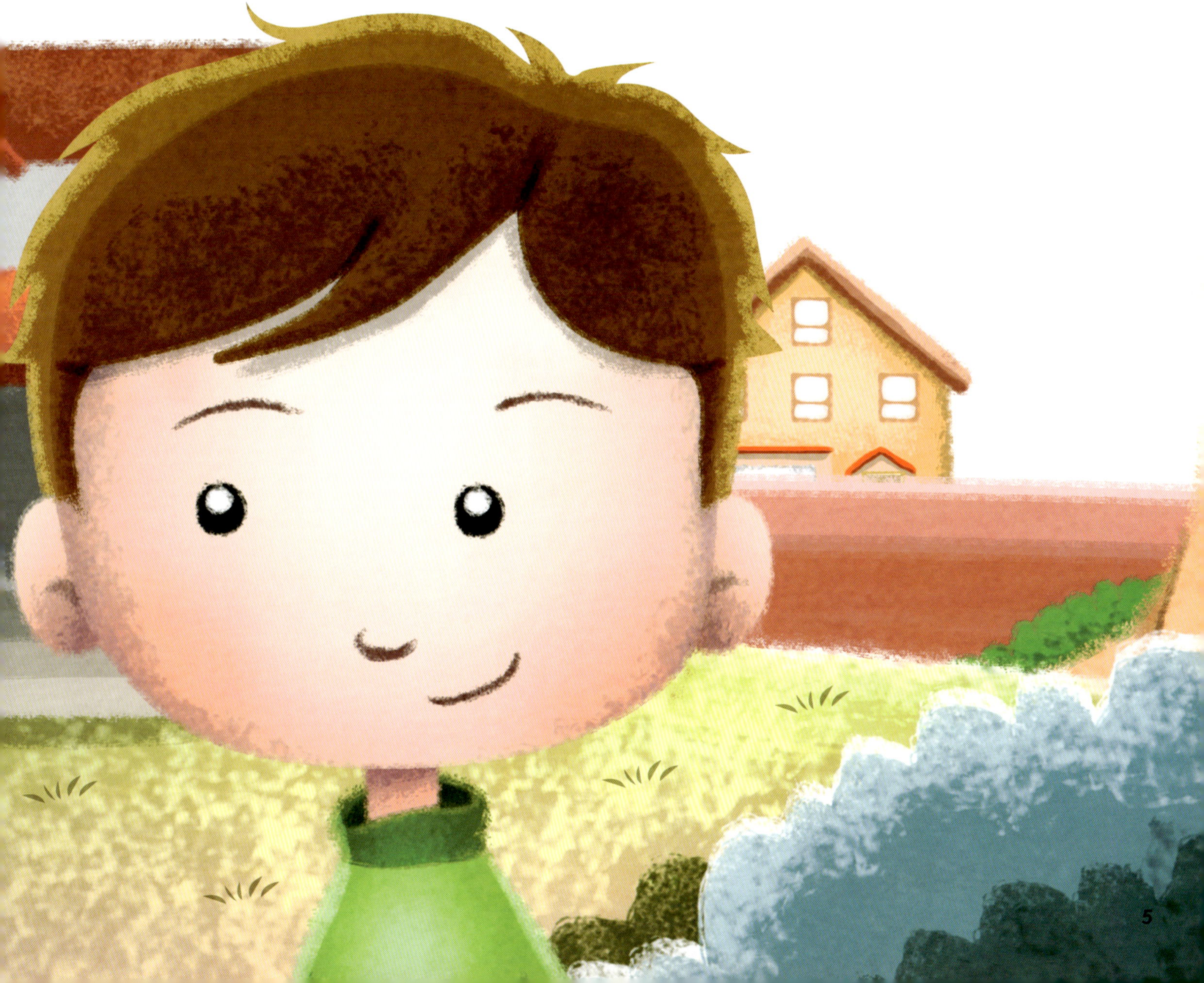

OS IRMÃOS ACORDAM CEDINHO, COMEÇANDO O DIA COM UM GOSTOSO CAFÉ. LOGO DEPOIS, ESCOVAM OS DENTES E VÃO PARA A ESCOLA.

QUANDO AS AULAS TERMINAM, VOLTAM PARA CASA, ALMOÇAM UMA COMIDA BEM COLORIDA, ESCOVAM OS DENTINHOS NOVAMENTE, FAZEM AS TAREFAS E VÃO BRINCAR.

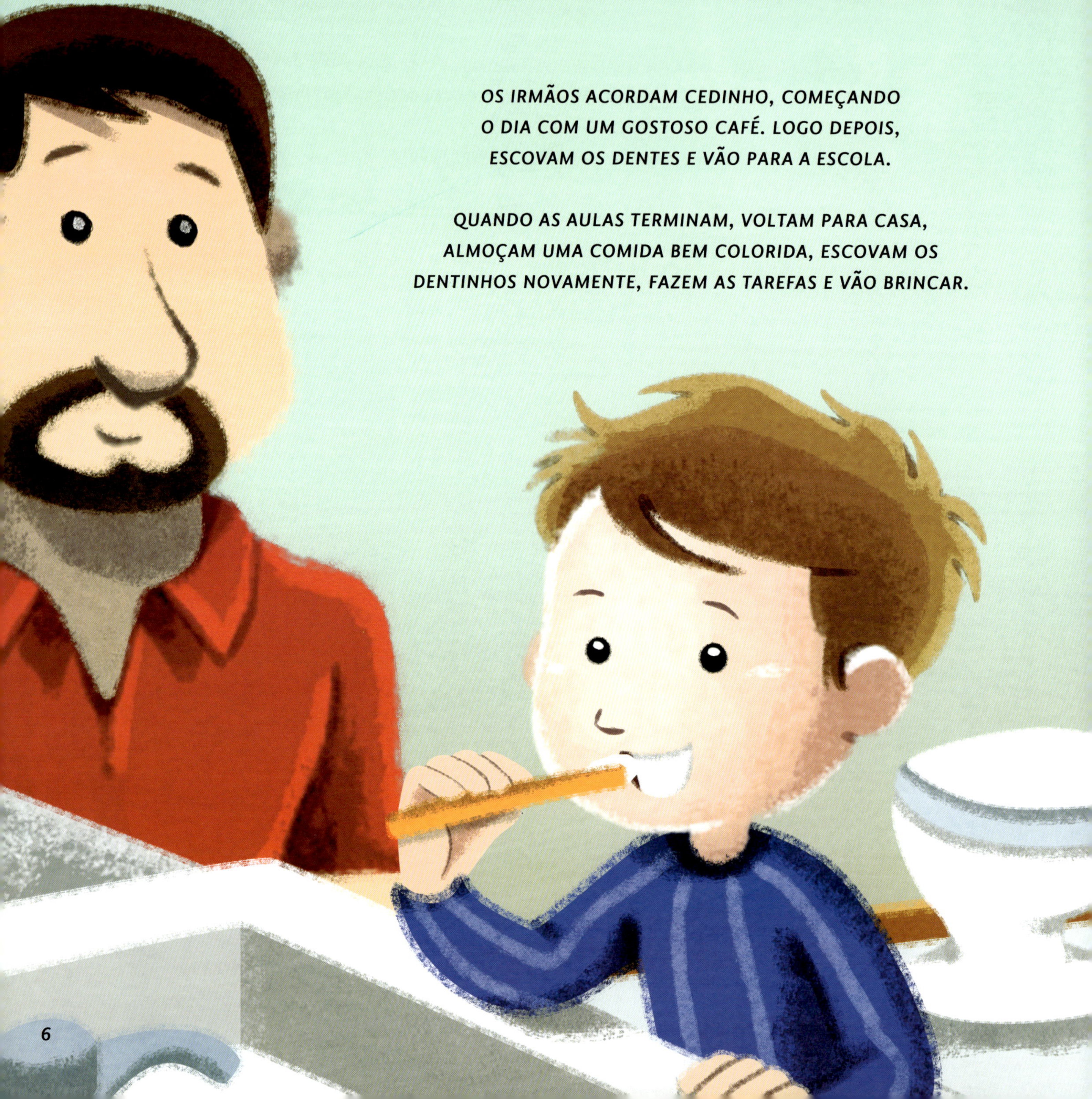

QUANDO A NOITE CHEGA, ELES TOMAM BANHO, JANTAM E, ANTES DE IREM DORMIR, SÃO AJUDADOS PELOS PAIS A CAPRICHAREM NA ESCOVAÇÃO, USANDO SEMPRE POUQUINHA PASTA DE DENTES NA ESCOVA E FIO DENTAL.

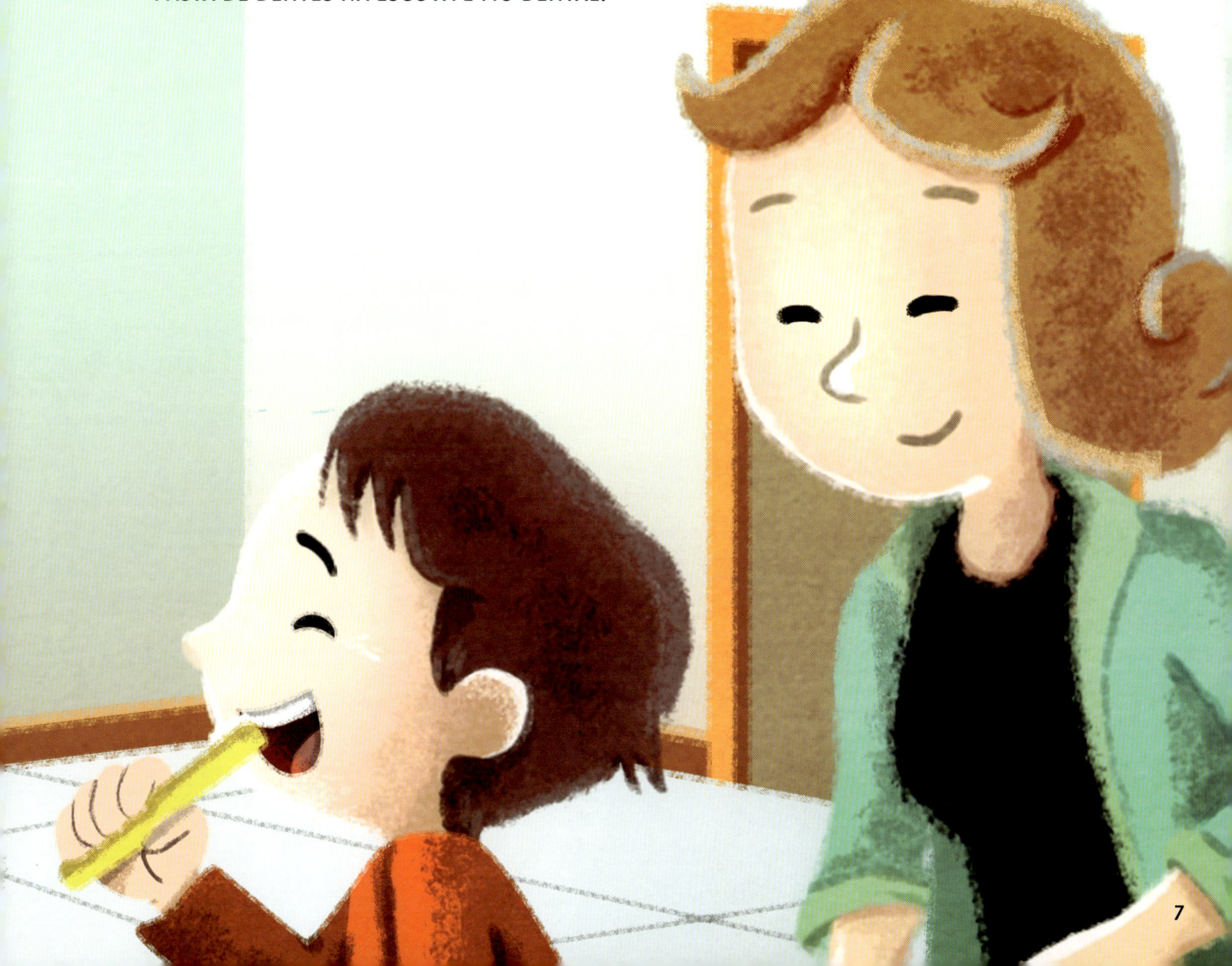

CERTA NOITE, A MAMÃE, AO COLOCAR BRU E PE PARA DORMIR, CONTOU QUE NO DIA SEGUINTE LEVARIA OS DOIS AO CONSULTÓRIO DO DENTISTA.

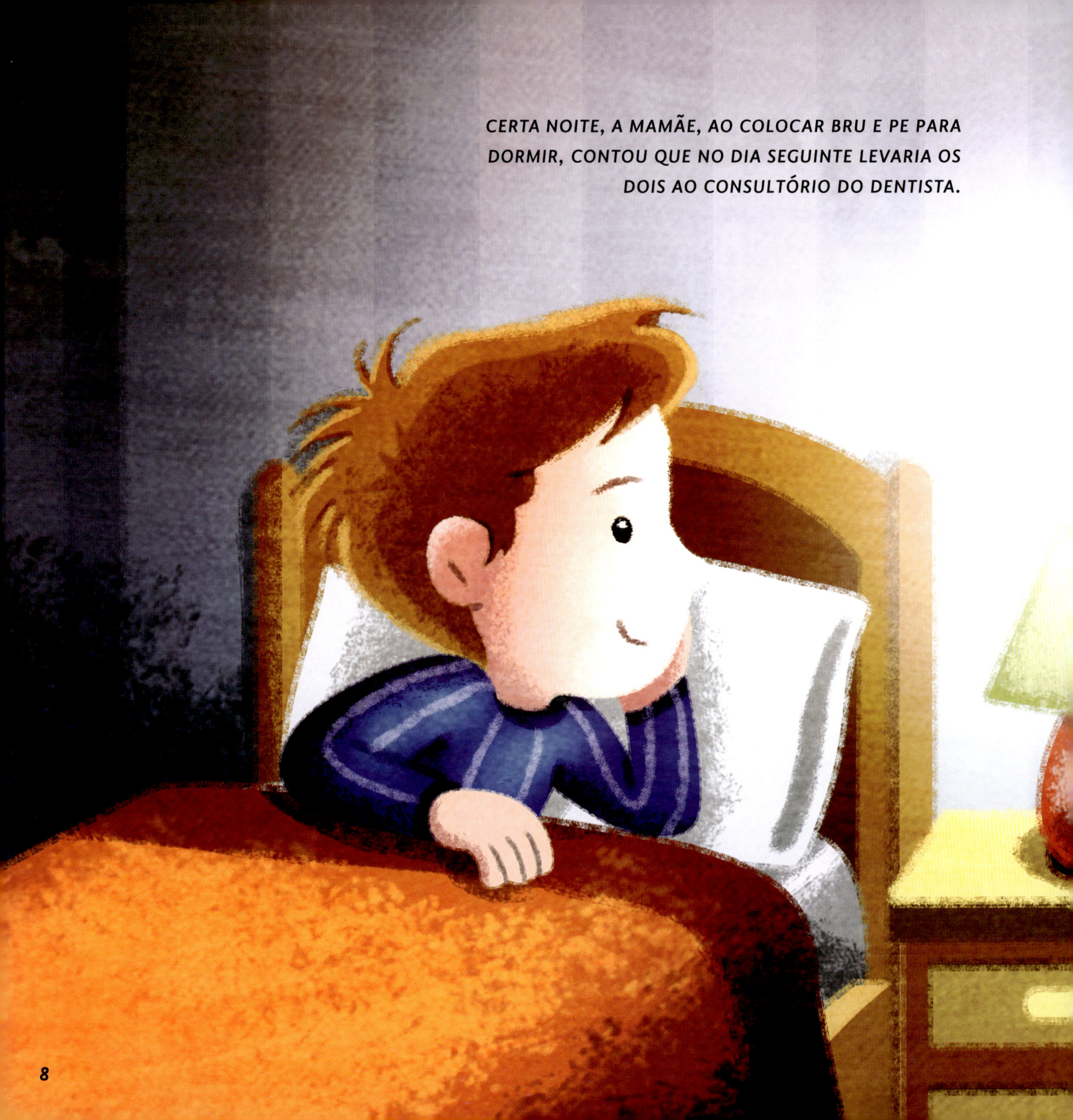

ANTES DE DORMIR, PE FALOU PARA BRU QUE ESTAVA UM POUCO ASSUSTADO COM A NOVIDADE. SERÁ QUE ERA PARECIDO COM IR AO PARQUE?

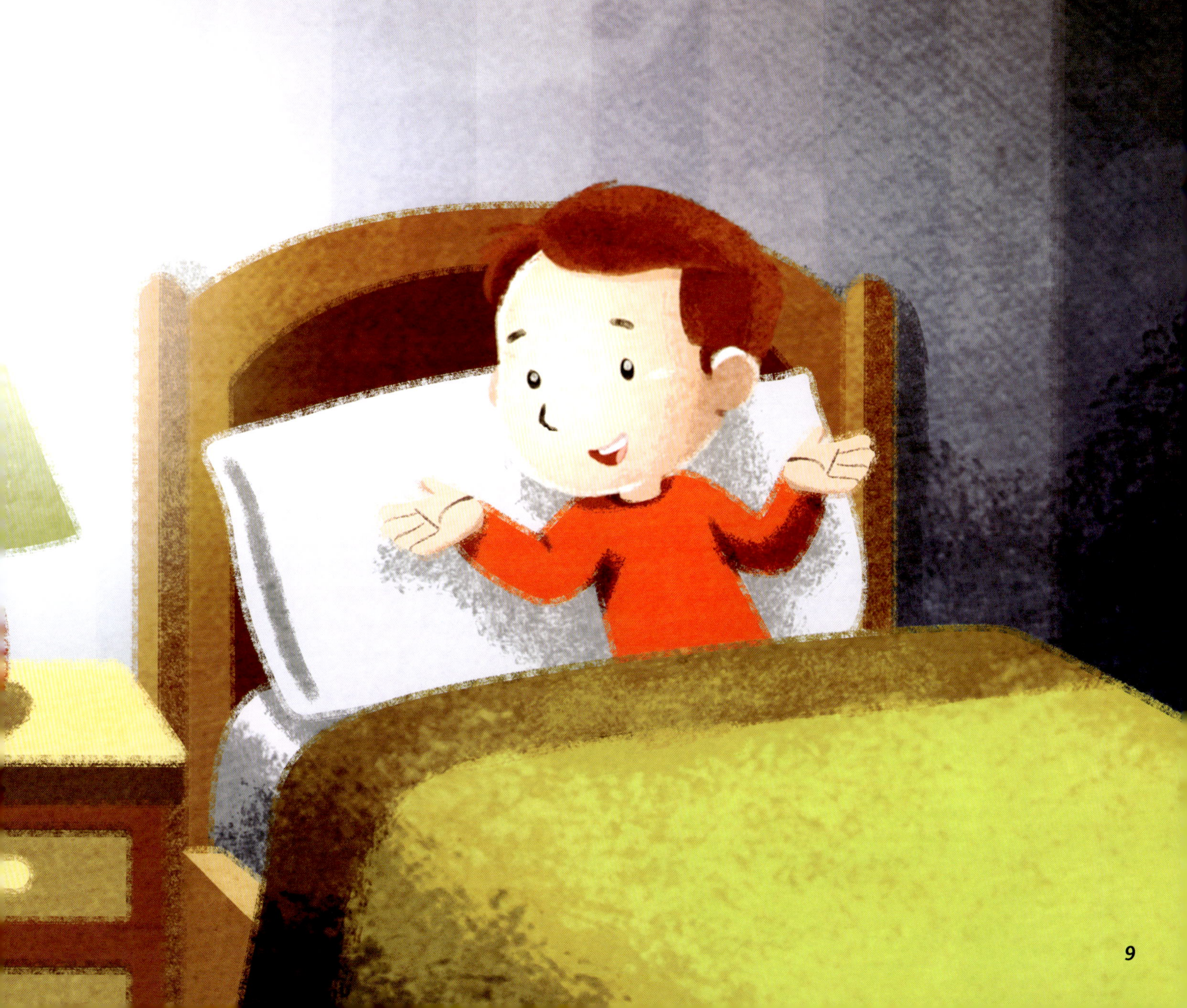

DURANTE A NOITE, ALGO EXTRAORDINÁRIO ACONTECEU! NOS SONHOS DE PEDRO, UMA LINDA FADA APARECEU, CONVIDANDO A ELE E SEU IRMÃO BRUNO PARA UMA INCRÍVEL VIAGEM AO CONSULTÓRIO DO DENTISTA!

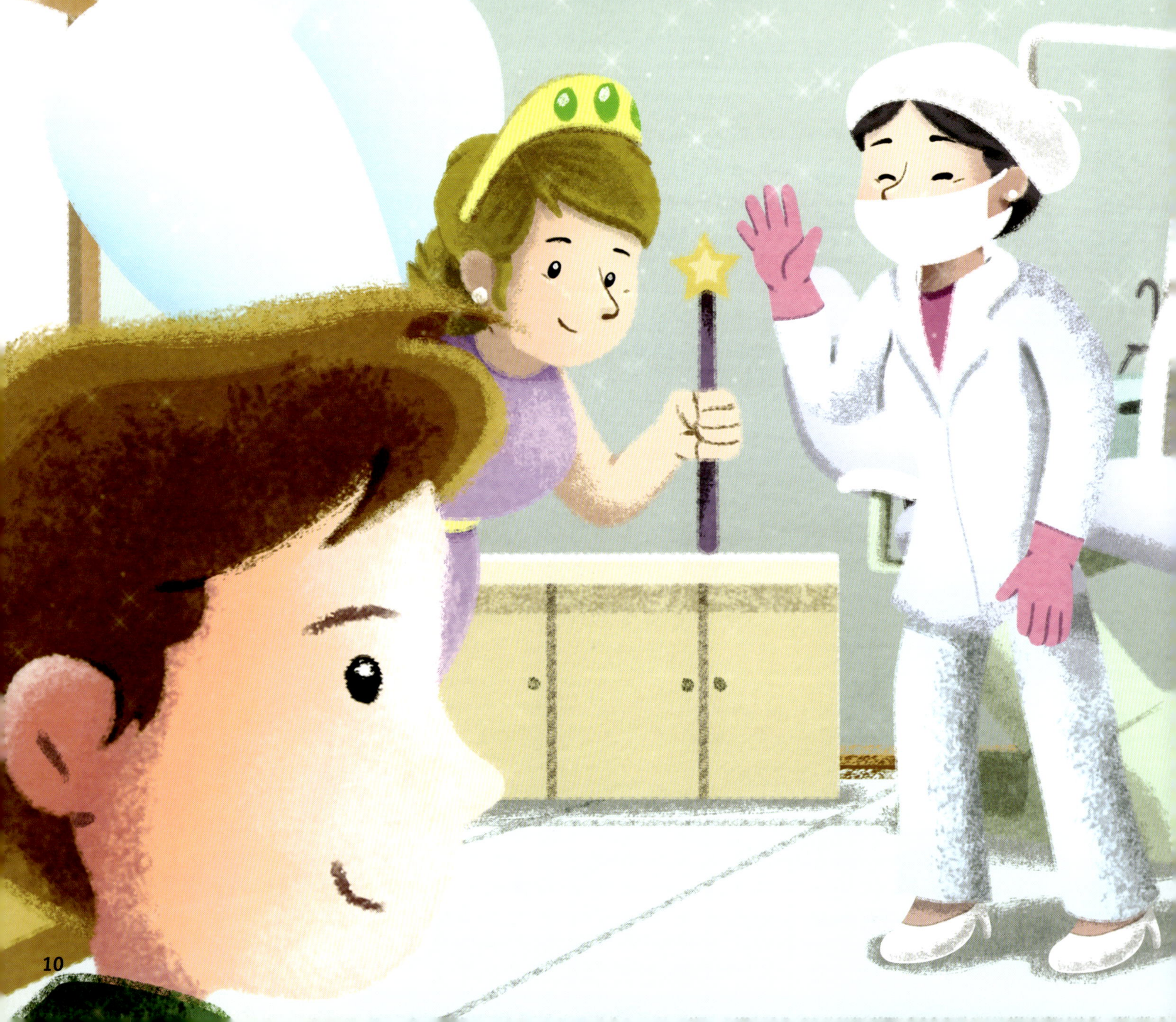

OS IRMÃOS ACEITARAM O CONVITE, E NUM PASSE DE MÁGICA ESTAVAM EM UMA SALA PEQUENA, COM CHEIRINHO DIFERENTE, E VÁRIOS TIPOS DE MATERIAIS E INSTRUMENTOS DESCONHECIDOS. ESSE LUGAR TINHA UMA CADEIRA GRANDE E COMPRIDA. ADULTOS VESTIDOS COM ROUPAS BRANCAS TAMBÉM ESTAVAM LÁ.

— CHEGAMOS! AQUI É O CONSULTÓRIO DO DR. CELSO E DA DRA. BIBI — DISSE A FADA.

— ELES SÃO NOSSOS AMIGOS, QUE TRABALHAM AJUDANDO AS CRIANÇAS A CUIDAR DOS DENTES.

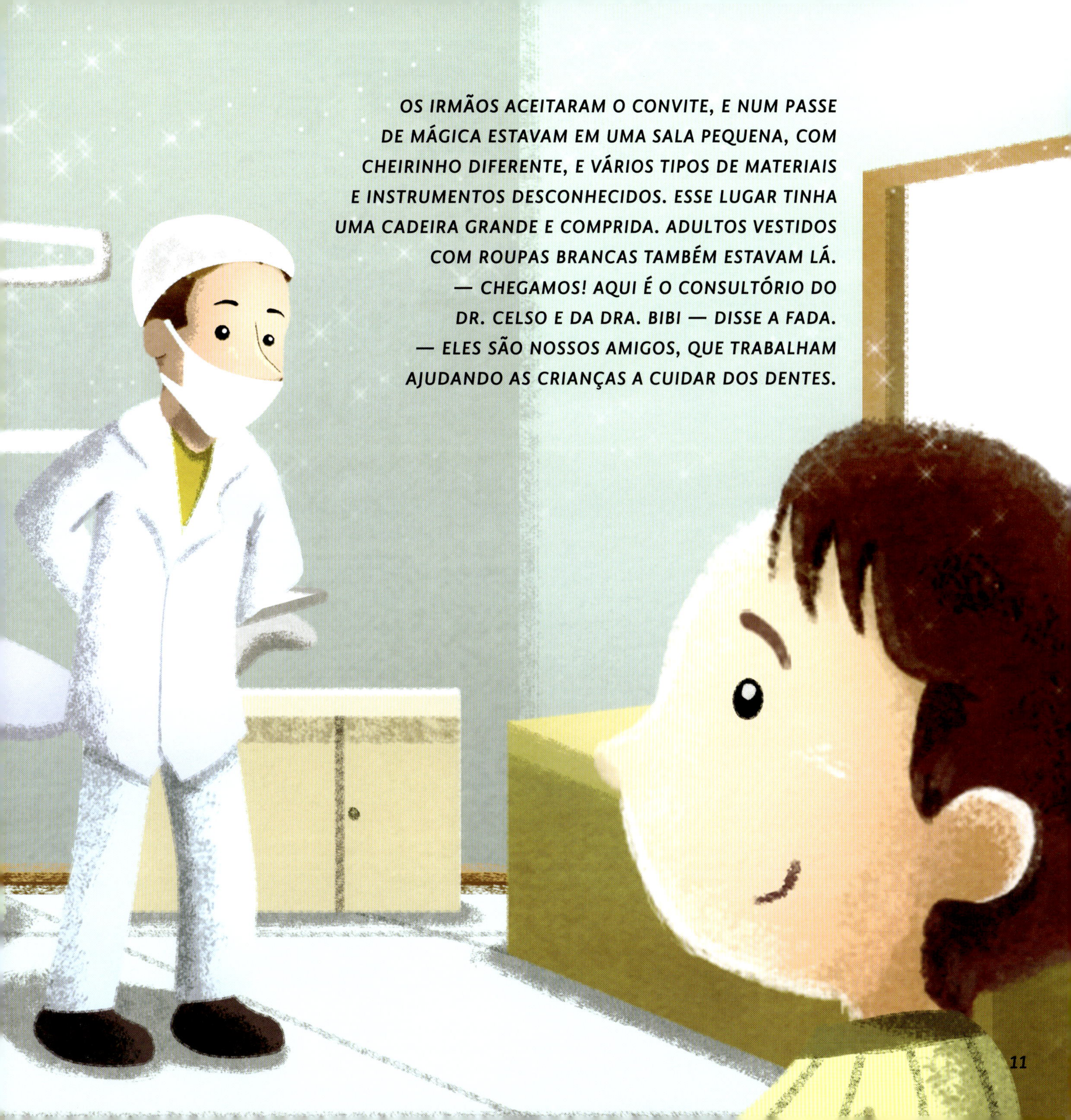

OS AMIGOS DENTISTAS USAVAM LUVAS NAS MÃOS, TOUCA NA CABEÇA E UMA MÁSCARA NO ROSTO. OS IRMÃOS, CURIOSOS, PERGUNTARAM:

— FADA, POR QUE ELES USAM TUDO ISSO?

— USAM PARA SE PROTEGER. TUDO ISSO SERVE COMO UM ESCUDO CONTRA AS INIMIGAS CHAMADAS BACTÉRIAS DA CÁRIE.

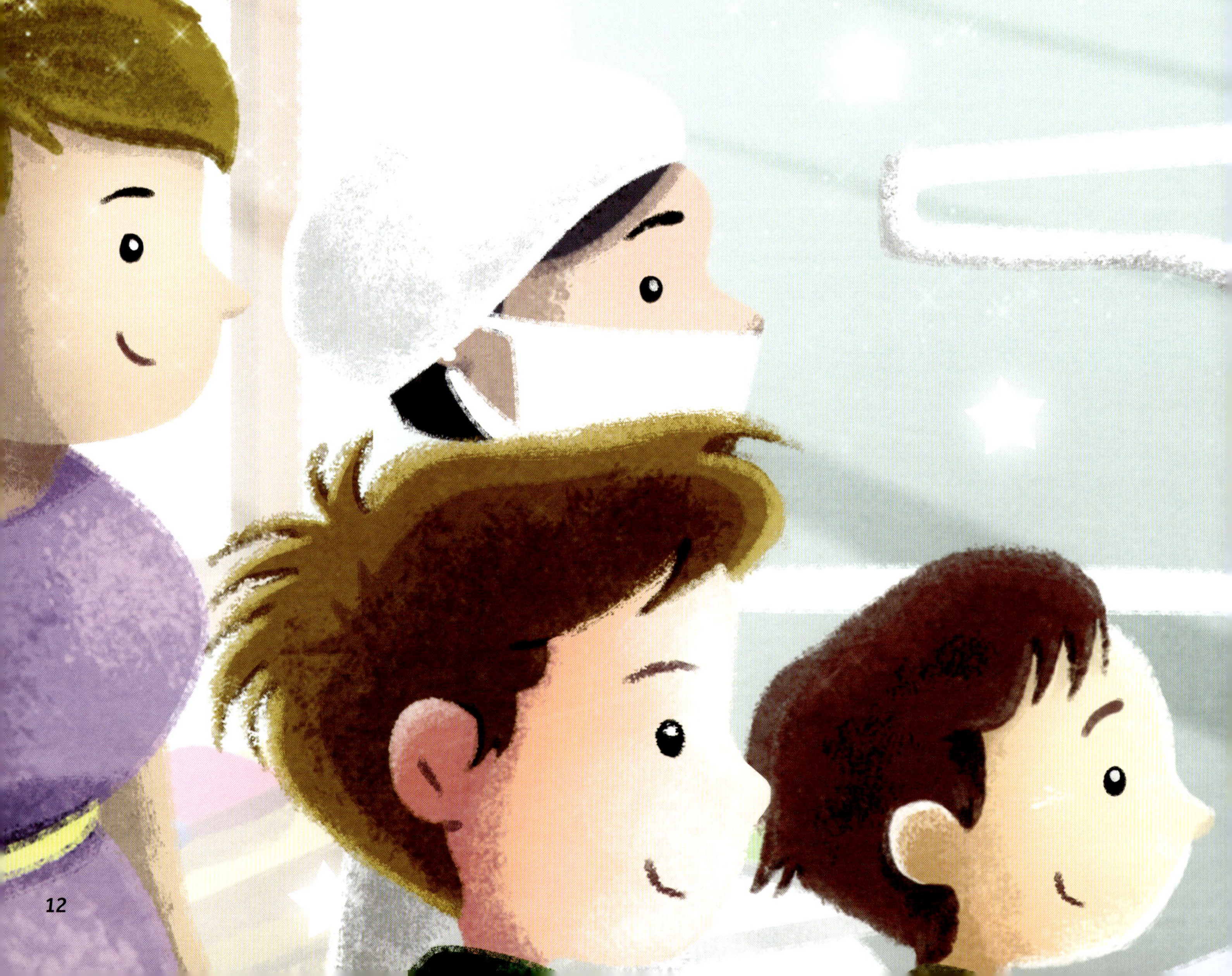

— E ONDE ESTÃO ESSAS INIMIGAS? — PERGUNTOU PE.

— LOGO OS DENTISTAS MOSTRARÃO. É SÓ SENTAR NESTA CADEIRA! — RESPONDEU A FADA.

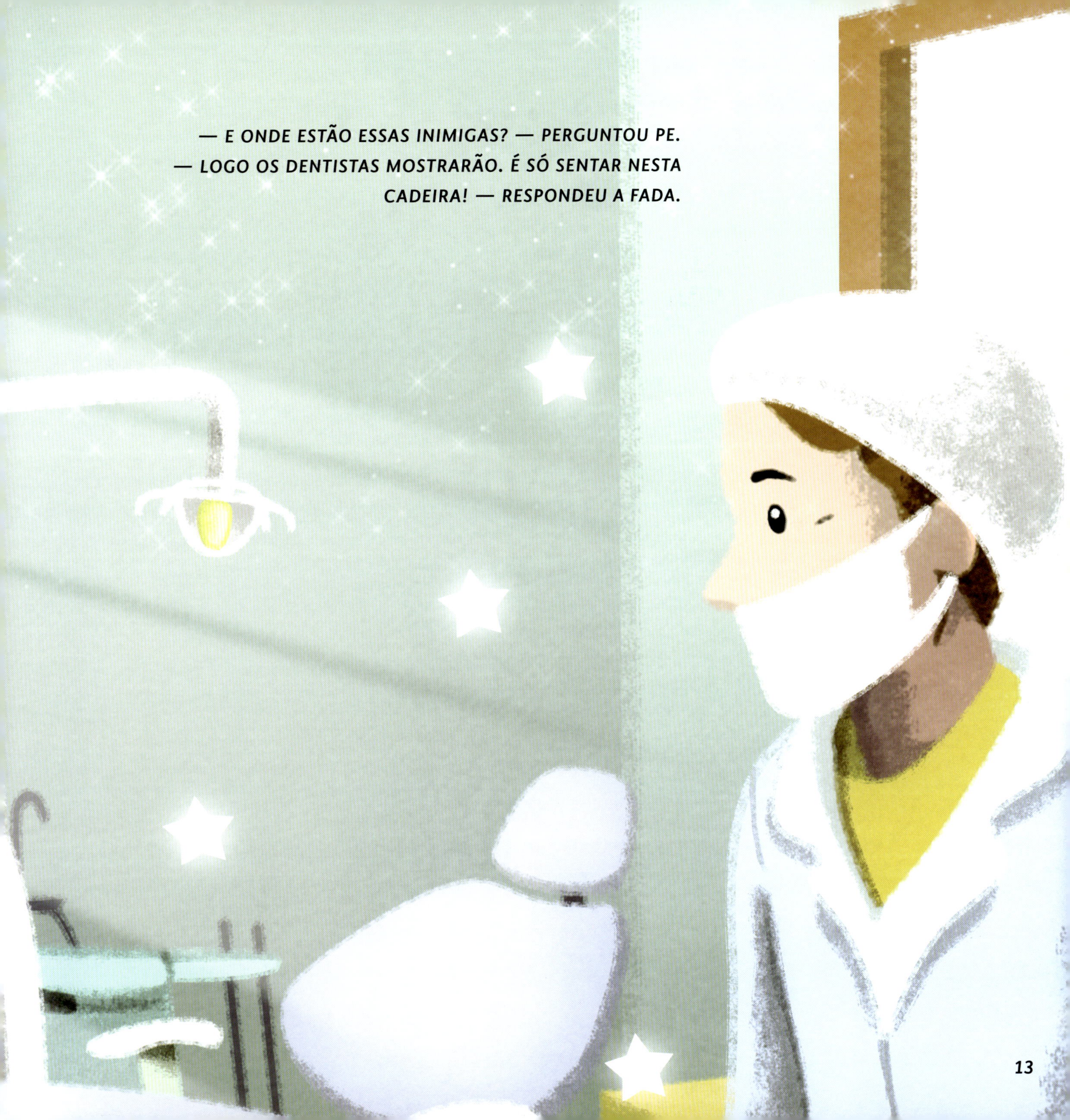

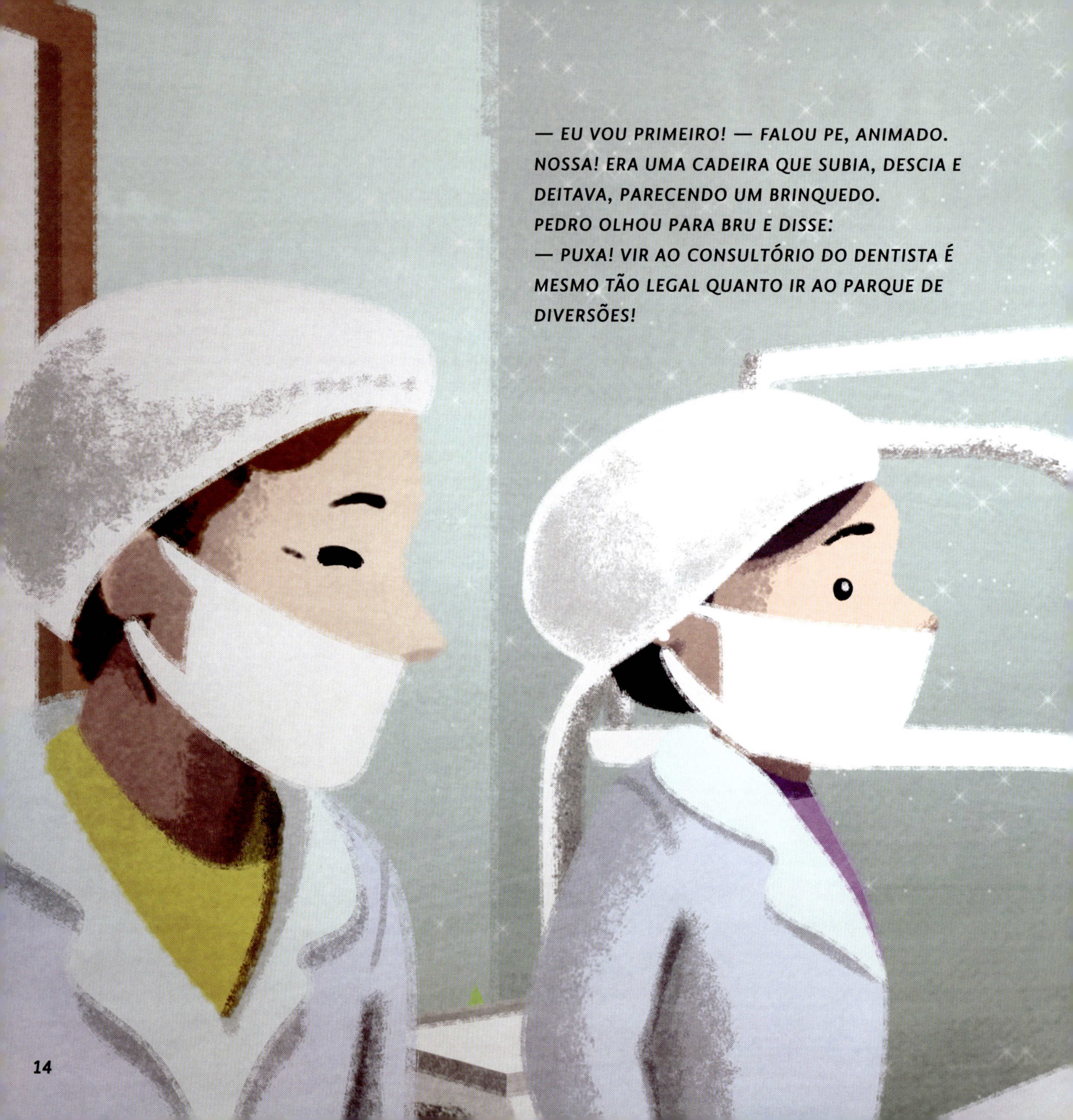

— EU VOU PRIMEIRO! — FALOU PE, ANIMADO.
NOSSA! ERA UMA CADEIRA QUE SUBIA, DESCIA E DEITAVA, PARECENDO UM BRINQUEDO.
PEDRO OLHOU PARA BRU E DISSE:
— PUXA! VIR AO CONSULTÓRIO DO DENTISTA É MESMO TÃO LEGAL QUANTO IR AO PARQUE DE DIVERSÕES!

PE DEITOU NA CADEIRA E PERGUNTOU:
— POSSO FALAR OU ME MOVIMENTAR UM POUQUINHO ENQUANTO ESTIVER DEITADO AQUI?
— É CLARO QUE SIM. OS DENTISTAS VÃO DAR UM ESPELHO PARA VOCÊ VER O QUE ACONTECE; SERÁ COMO SE ASSISTISSE A UM DESENHO NA TEVÊ! — DISSE A FADA.
— OBA! ENTÃO SERÁ DEMAIS! — VIBROU PE.

PLIM!! A FADA LIGOU A LUZINHA QUE ESTAVA SOBRE A CADEIRA ONDE PEDRO TINHA DEITADO, E OS DENTISTAS MOSTRARAM O ESCONDERIJO DAS BACTÉRIAS INIMIGAS: DENTRO DA SUA BOCA!

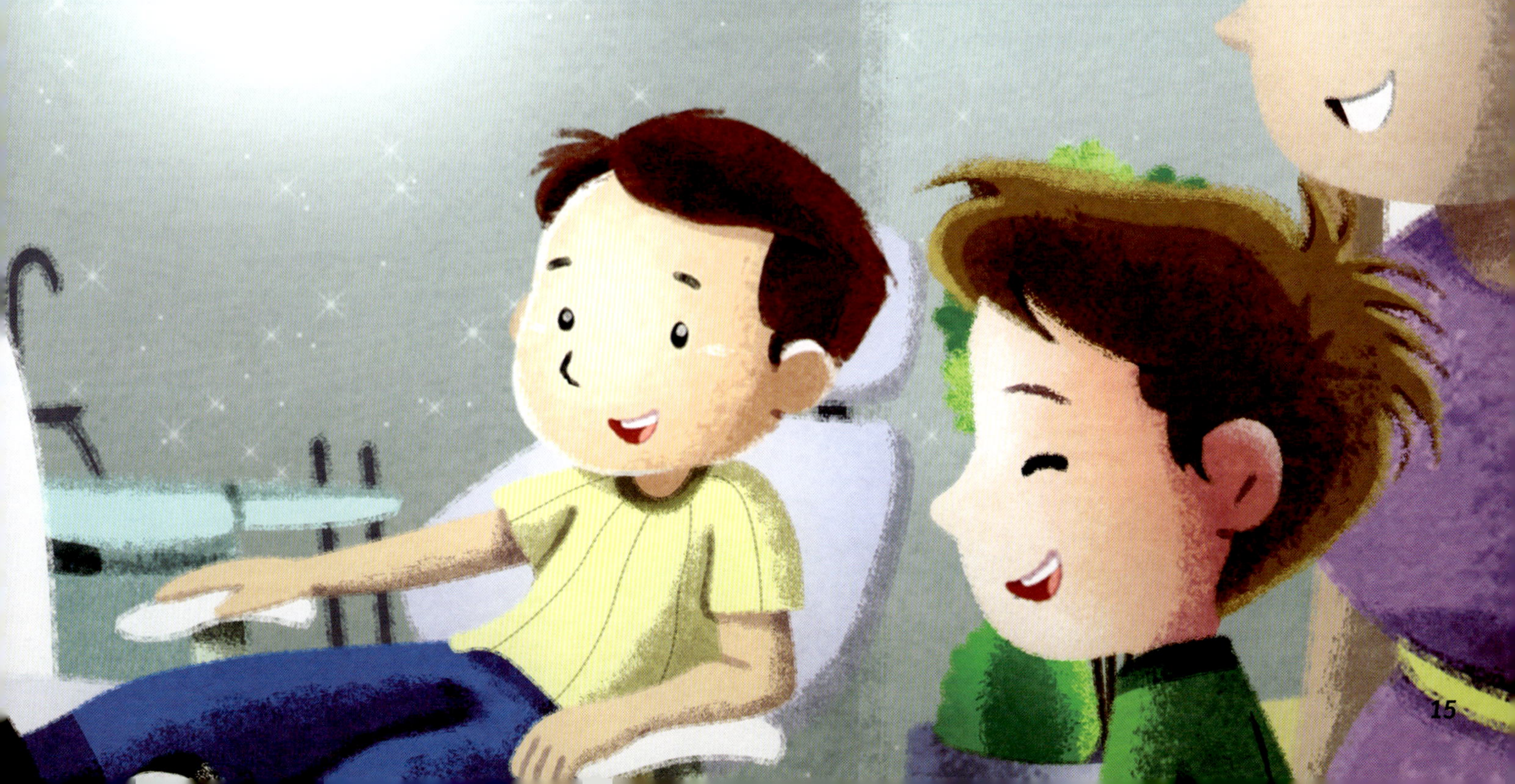

UM A UM, FORAM APARECENDO VÁRIOS INSTRUMENTOS PARA AJUDAR OS DENTISTAS NA BATALHA CONTRA A CÁRIE.O ESPELHO, A PINÇA E A SONDA FORAM MOSTRADOS PELA FADA E SEUS NOVOS AMIGOS DENTISTAS.

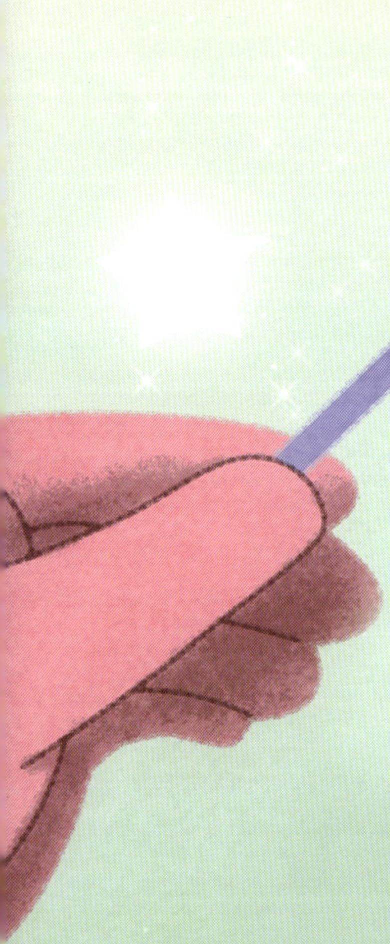

espelho

ELE É BEM PEQUENININHO PARA CABER DENTRO DA BOCA E SERVE PARA VER TODOS OS LADOS DOS DENTES!

sonda

ELA É PRATEADA E TEM PONTAS CURVADAS. SERVE PARA AJUDAR OS DENTISTAS A ENCONTRAREM AS BACTÉRIAS!

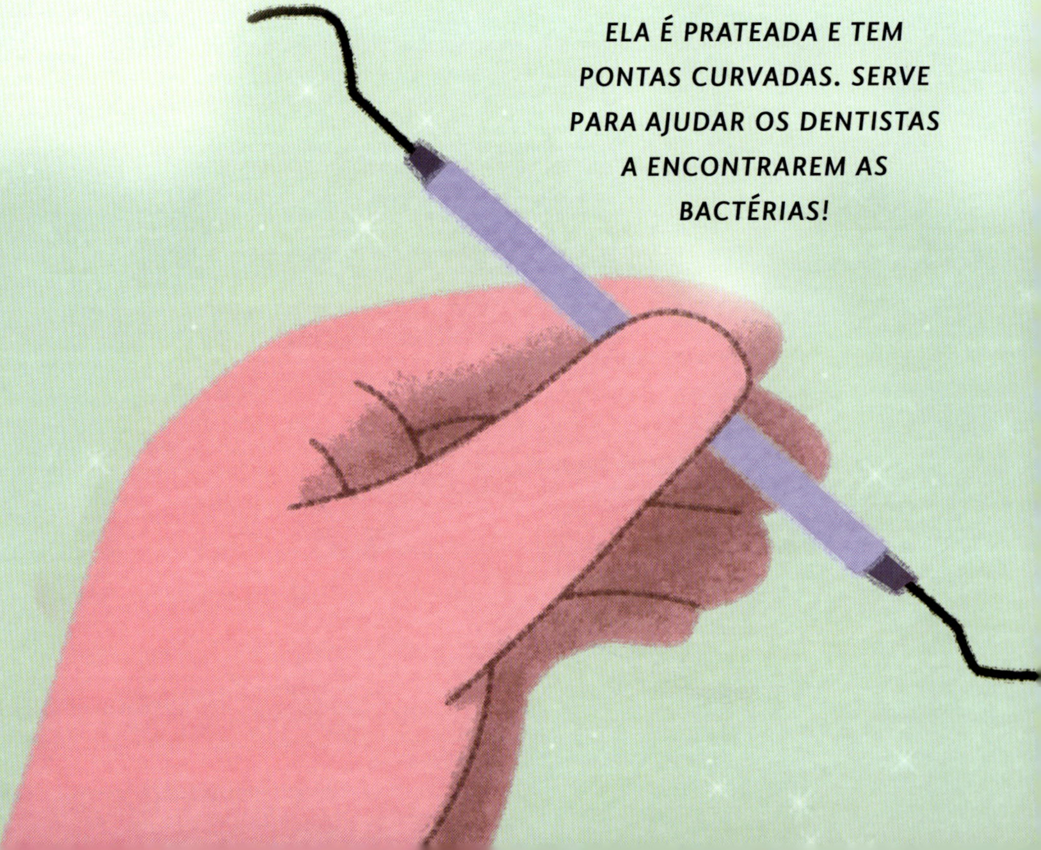

MAIS UMA SURPRESA!
SURGIU UM BICO COMPRIDO
E TAMBÉM PRATEADO, QUE
OS DENTISTAS CHAMARAM DE
SERINGA TRÍPLICE; DELA SAÍA
ÁGUA E AR. UAU! UM CHUVEIRO
QUE VIRA SECADOR DE DENTES!

seringa tríplice

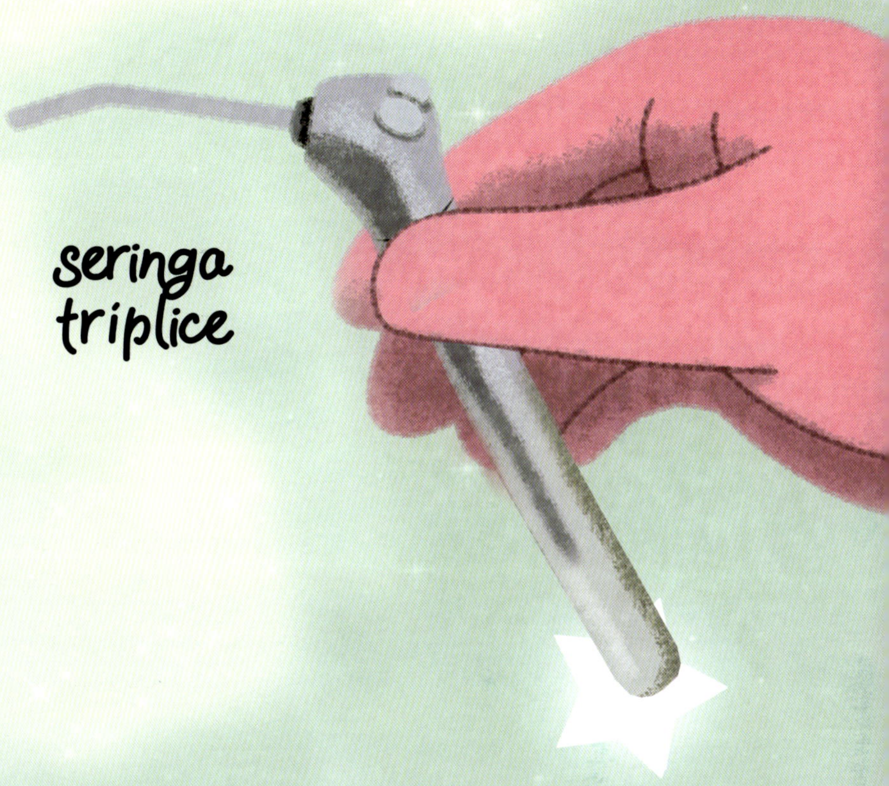

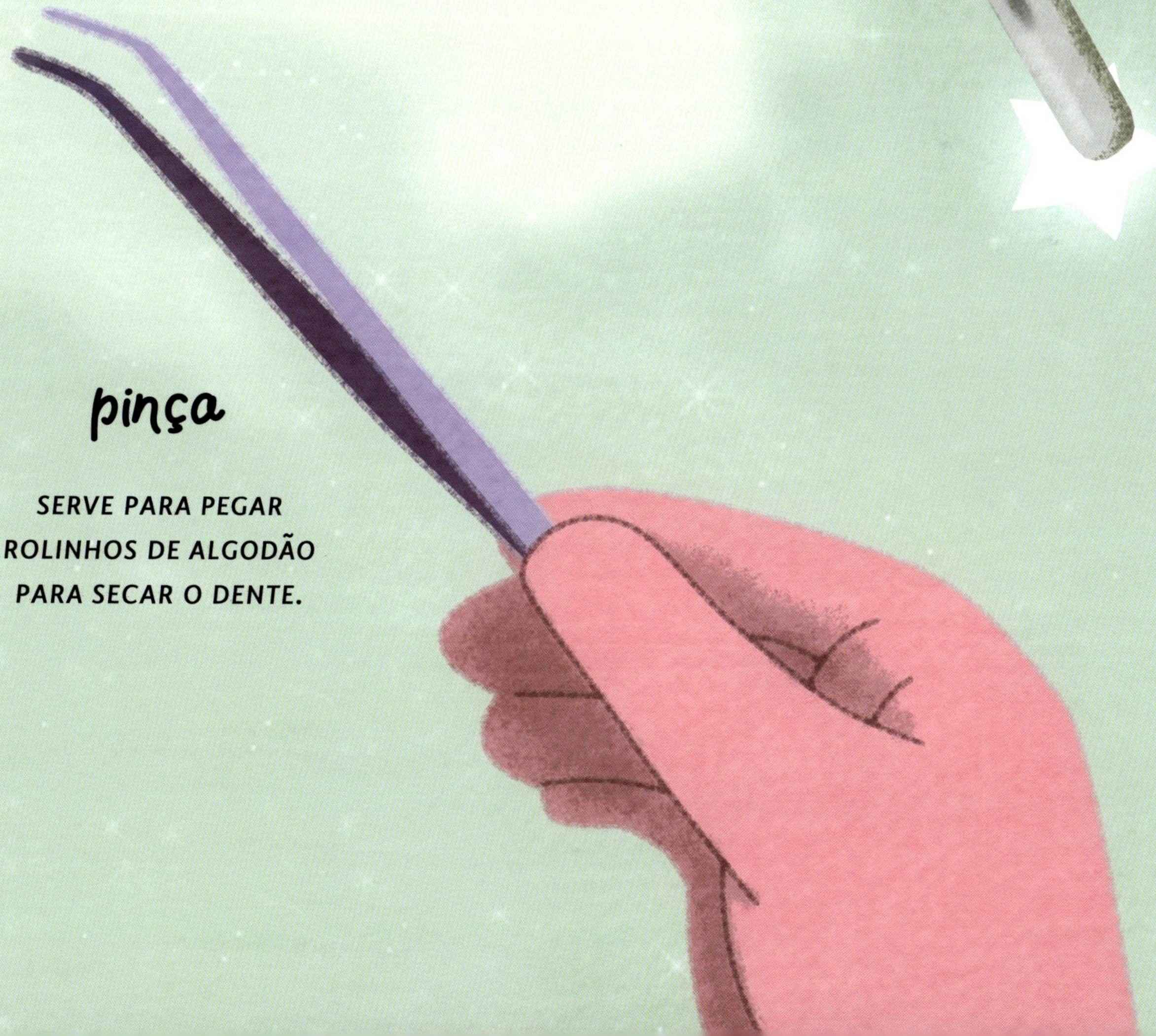

pinça

SERVE PARA PEGAR
ROLINHOS DE ALGODÃO
PARA SECAR O DENTE.

PEDRO OLHOU PARA O LADO E VIU UM CANUDINHO QUE SE PARECIA COM O DO SUCO QUE ELE TOMAVA; OS DENTISTAS MOSTRARAM QUE ERA UM SUGADOR, E SERVIA PARA PUXAR PELAS MÃOZINHAS AS BACTÉRIAS ESCONDIDAS ATRÁS DOS DENTES.

PE OUVIU COM ATENÇÃO O BARULHO QUE ELE FAZIA, ABRINDO UM BOCÃO!

— PARABÉNS! AJUDANDO ASSIM, A CONSULTA FICA AINDA MAIS DIVERTIDA! — ELOGIARAM OS DENTISTAS.

— OLHEM, MAIS UMA NOVIDADE! SÃO AS CANETAS METÁLICAS DE ALTA E BAIXA ROTAÇÃO! — APONTOU A FADA.

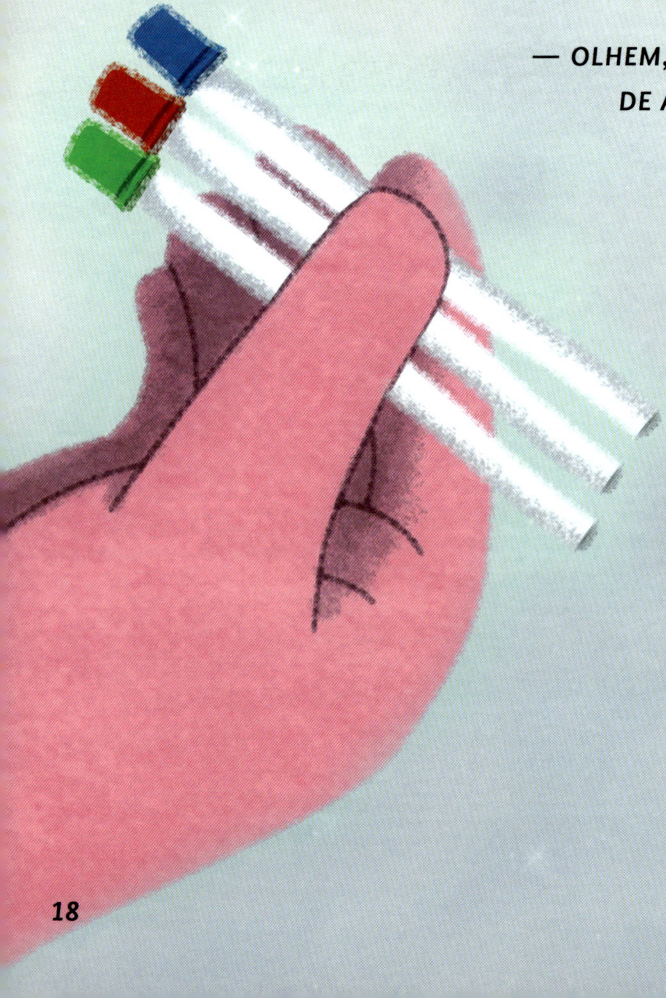

sugadores

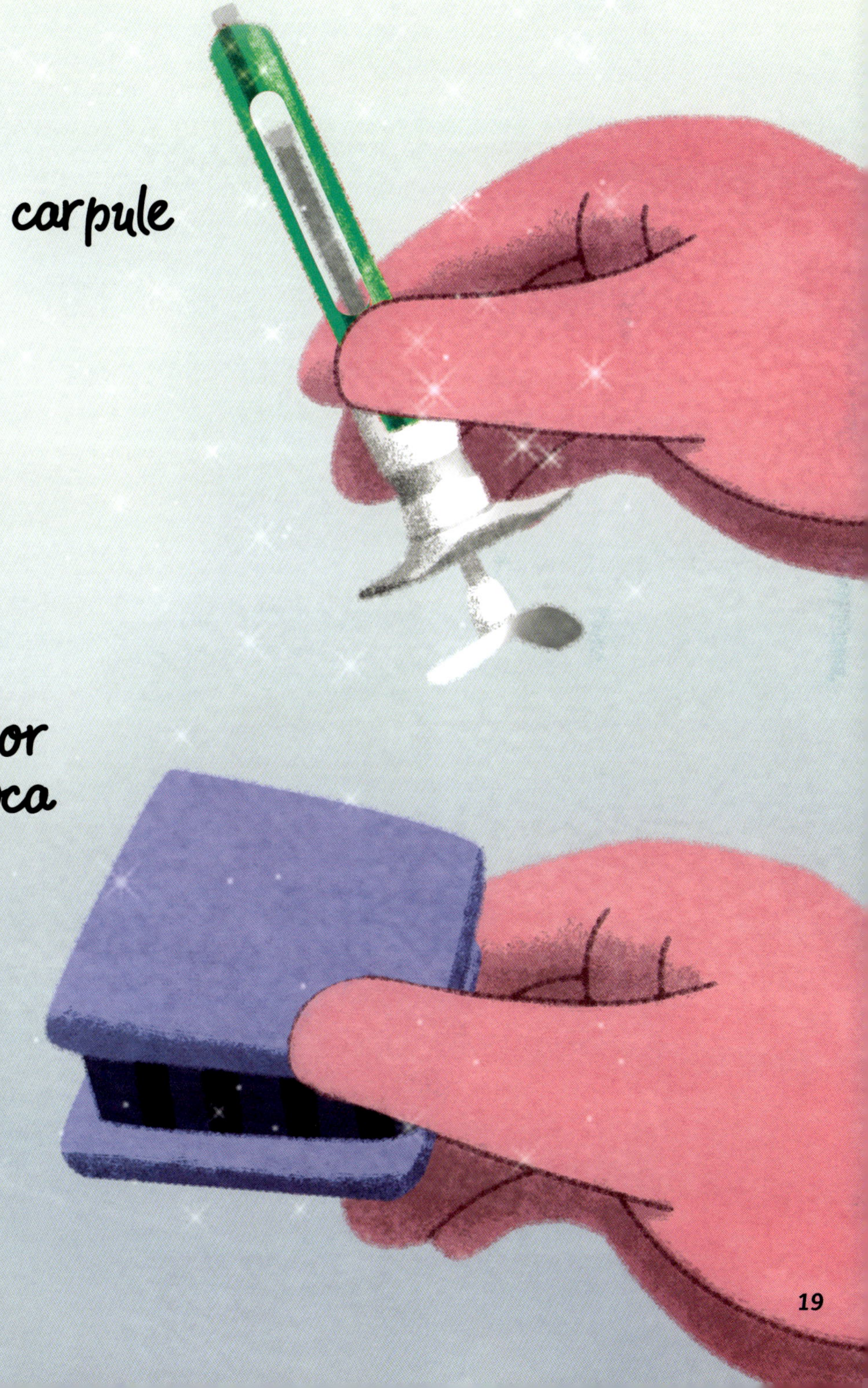

— NA PONTA DELAS ENCAIXAMOS UMA BROQUINHA DE METAL OU UMA MINIESCOVINHA DE DENTES — EXPLICARAM OS DENTISTAS, MOSTRANDO AS CANETAS.

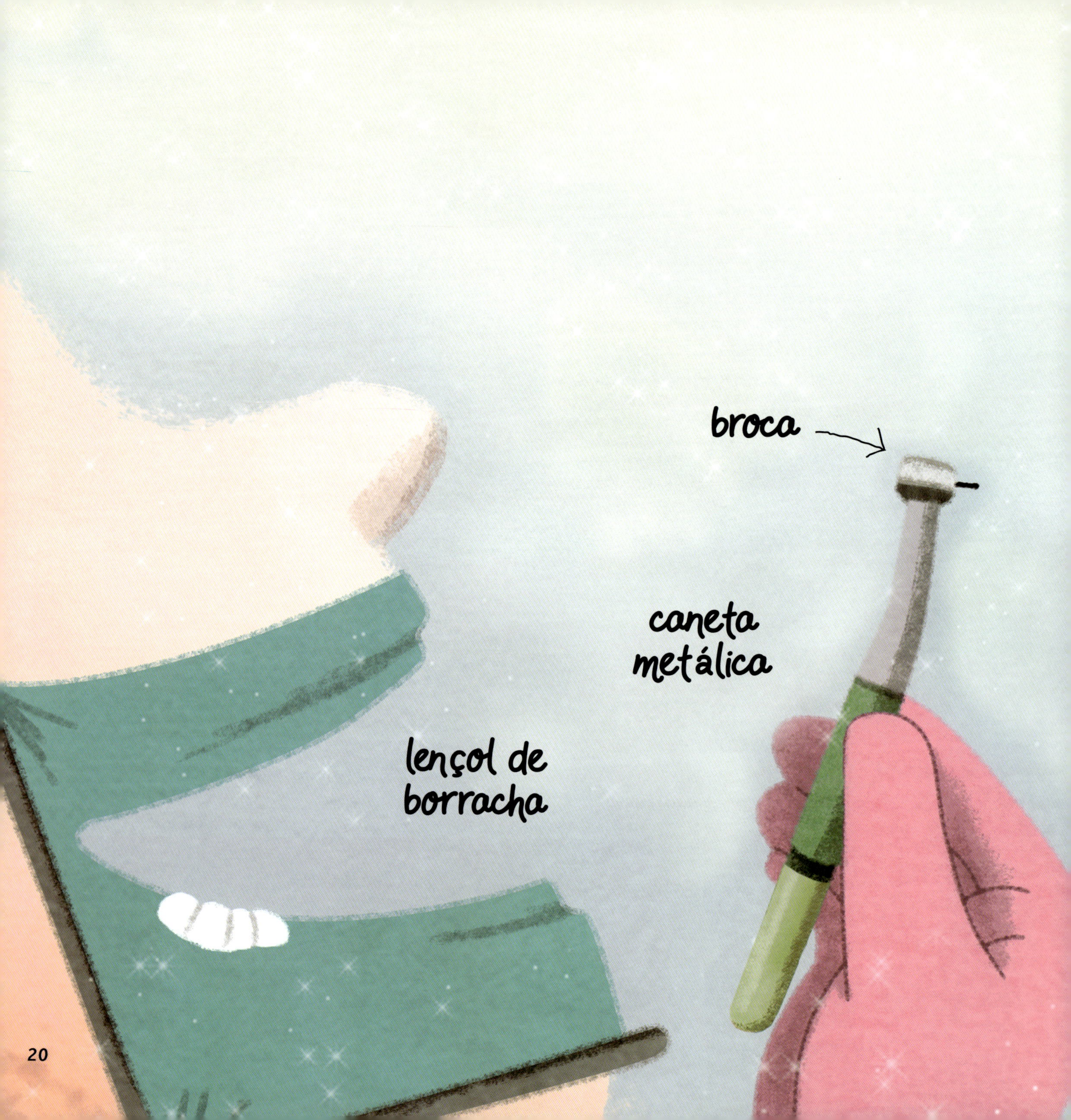
broca
caneta
metálica
lençol de
borracha

— CRIANÇAS, GARANTO QUE COM ELAS VAMOS MANDAR AS BACTÉRIAS DA BOCA DIRETO PARA O CANUDINHO! — DISSE A FADA.

TODOS FICARAM FELIZES COM A IDEIA, E QUANDO AS CANETAS COMEÇARAM A FUNCIONAR, OS IRMÃOS PERCEBERAM QUE O RUÍDO DE MOTOR QUE ESCUTAVAM SERVIA APENAS PARA A ESCOVA E A BROCA FAZEREM CÓCEGAS NOS DENTES DE PE.

ANTES DE A VIAGEM DO SONHO ACABAR, OS DENTISTAS MOSTRARAM OUTROS INSTRUMENTOS IMPORTANTES, USADOS QUANDO A CÁRIE JÁ ESTÁ QUASE VENCENDO A BATALHA!

— ERAM OS ABRIDORES DE BOCA, A CARPULE, AS BROCAS E O ISOLAMENTO ABSOLUTO, COM SEU PERFURADOR, LENÇOL DE BORRACHA, GRAMPOS E PORTA-GRAMPOS.

— QUE NOMES ENGRAÇADOS! — DISSE PEDRO.
— SÃO MESMO ENGRAÇADOS, PE! — CONCORDARAM OS DENTISTAS.
— COMO JÁ TERMINAMOS O TRABALHO COM VOCÊ, QUE TAL BRINCARMOS AGORA DE ELIMINAR AS INIMIGAS DA BOQUINHA DO BRUNO?

OS DENTISTAS PEGARAM A CARPULE E PINGARAM ALGUMAS GOTINHAS NA BOCA DE BRUNO, FAZENDO SEUS DENTINHOS DORMIREM. PE E A FADA OLHAVAM TUDO, E DESCOBRIRAM QUE O ABRIDOR DE BOCA ERA COMO UM TRAVESSEIRO PARA O DENTE DESCANSAR, E QUE SERVIAM APENAS PARA MEXER NO LENÇOL DE BORRACHA.

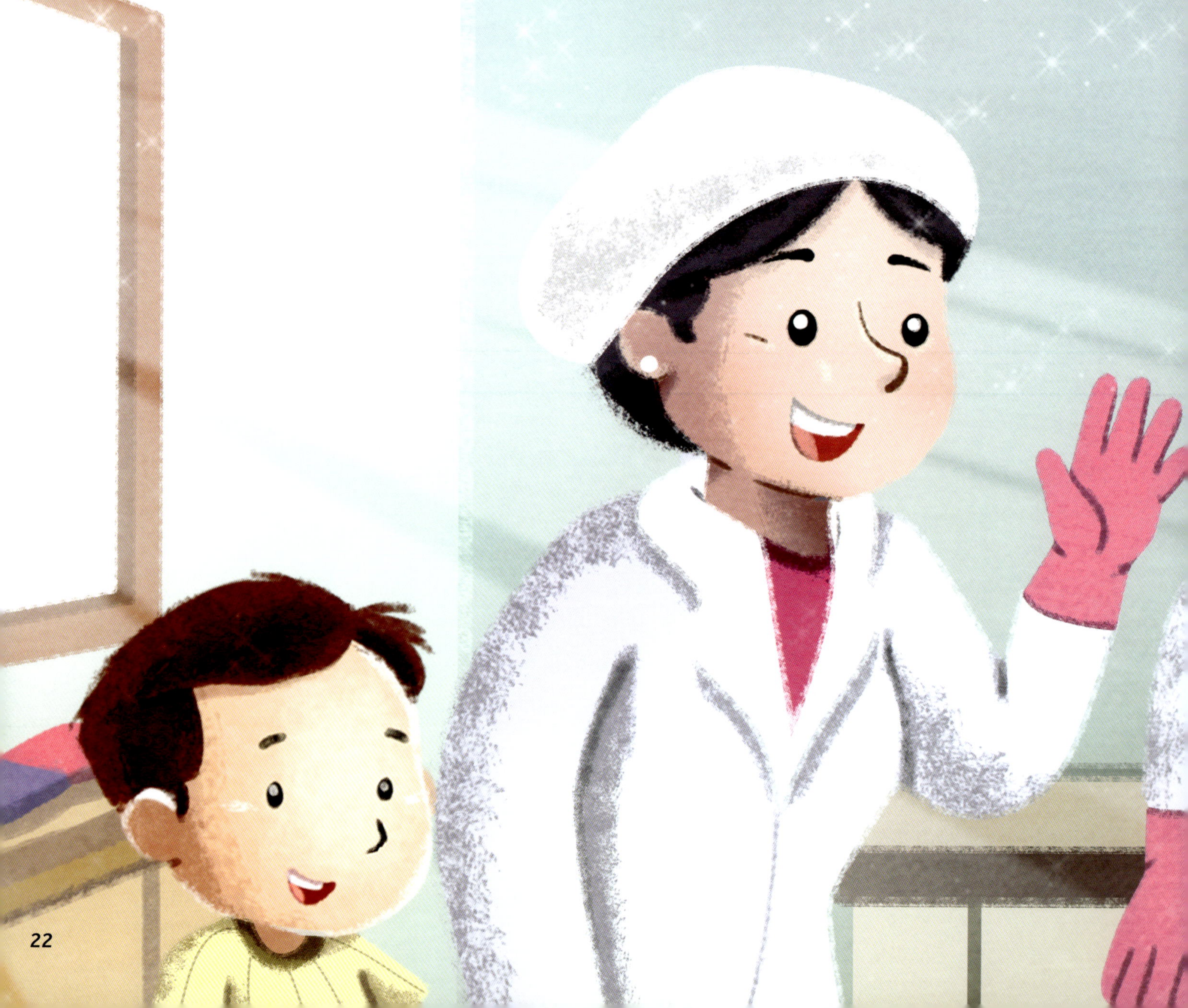

PRONTO! OS DENTISTAS COLOCARAM UM GRAMPO NO DENTINHO DE BRU, PARECIDO COM UM ANEL, E O LENÇOL DE BORRACHA SE TRANSFORMOU EM UMA MÁSCARA LINDA E CHEIROSA EM SEU ROSTO!

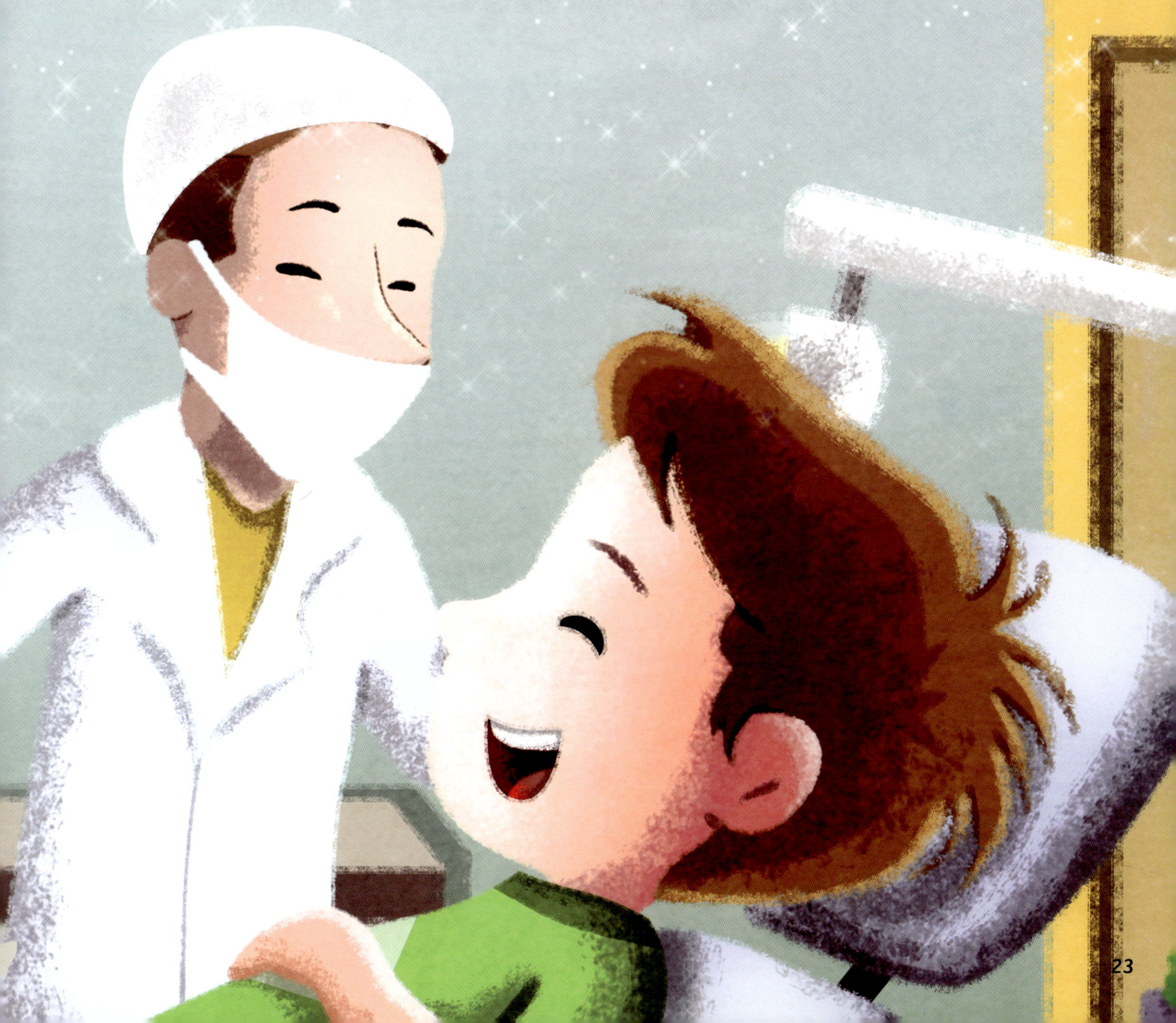

AO TERMINAREM A CONSULTA, OS DENTISTAS SE DESPEDIRAM DE PE E BRU DANDO UM GRANDE ABRAÇO. AFINAL, ELES SE COMPORTARAM MUITO BEM!

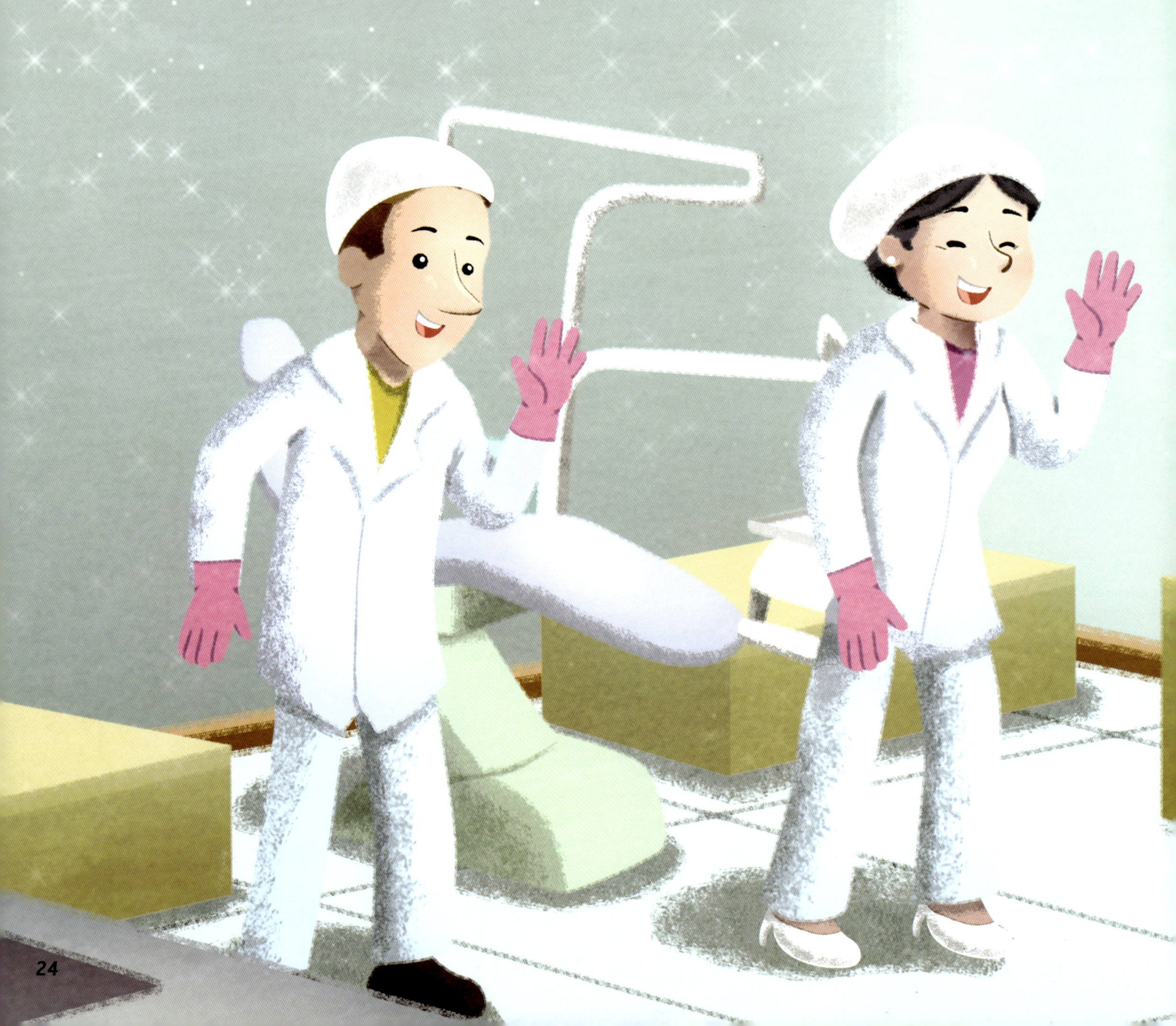

VIAGEM ENCERRADA! FIM DO SONHO, HORA DE ACORDAR. A FADA, ANTES DE VOLTAR PARA SEU MUNDO, LEMBROU AOS IRMÃOS QUE ALGUMAS COISAS PODEM PARECER RUINS QUANDO NÃO AS CONHECEMOS, MAS NA VERDADE SÃO DIVERTIDAS BRINCADEIRAS.

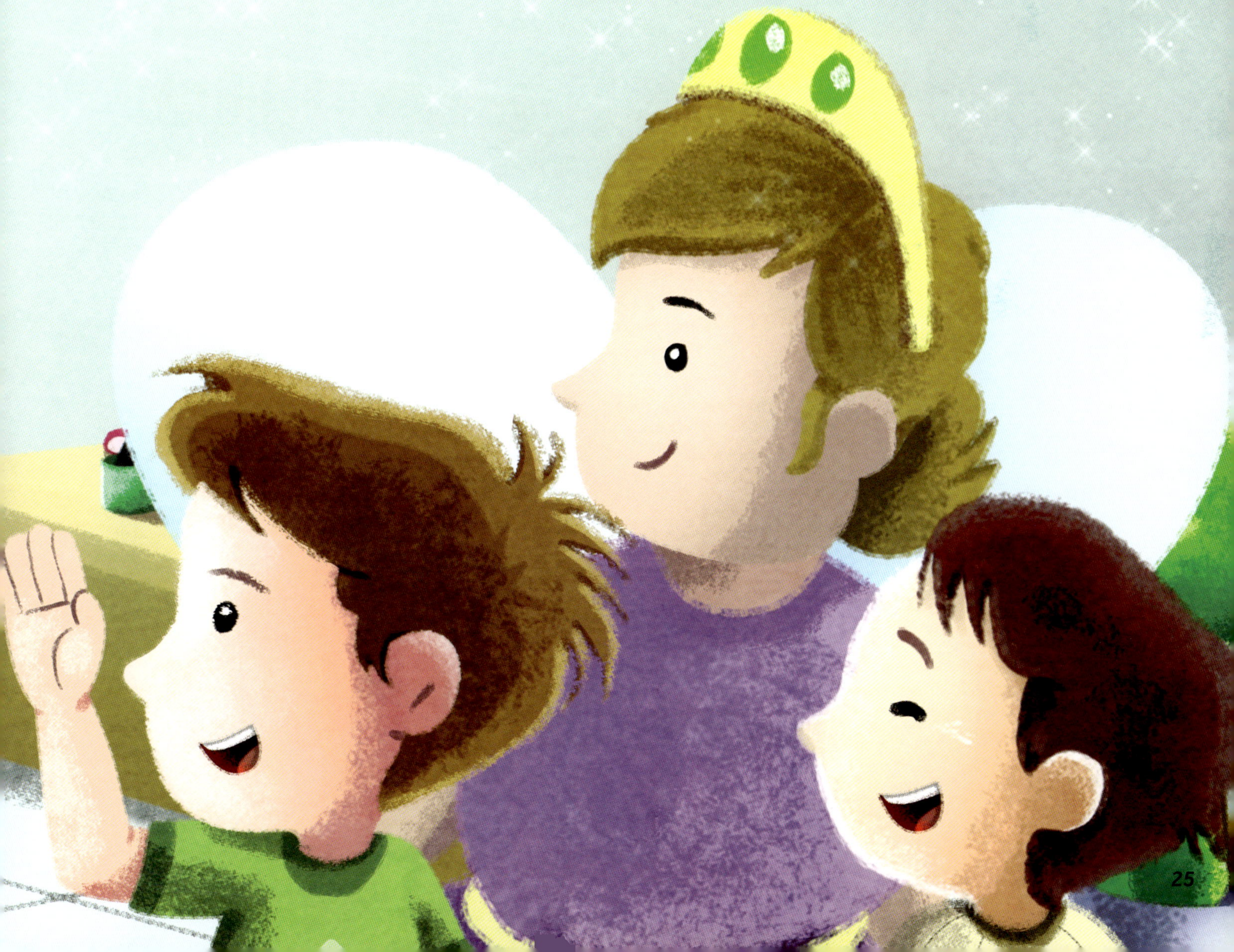

NO CAFÉ DA MANHÃ, PE CONTOU PARA BRU SOBRE SEU SONHO.
ELES DERAM UM GRANDE SORRISO, POIS SABIAM
QUE SERIA DEMAIS IR AO DENTISTA DEPOIS DA GRANDE
AVENTURA COMPARTILHADA!

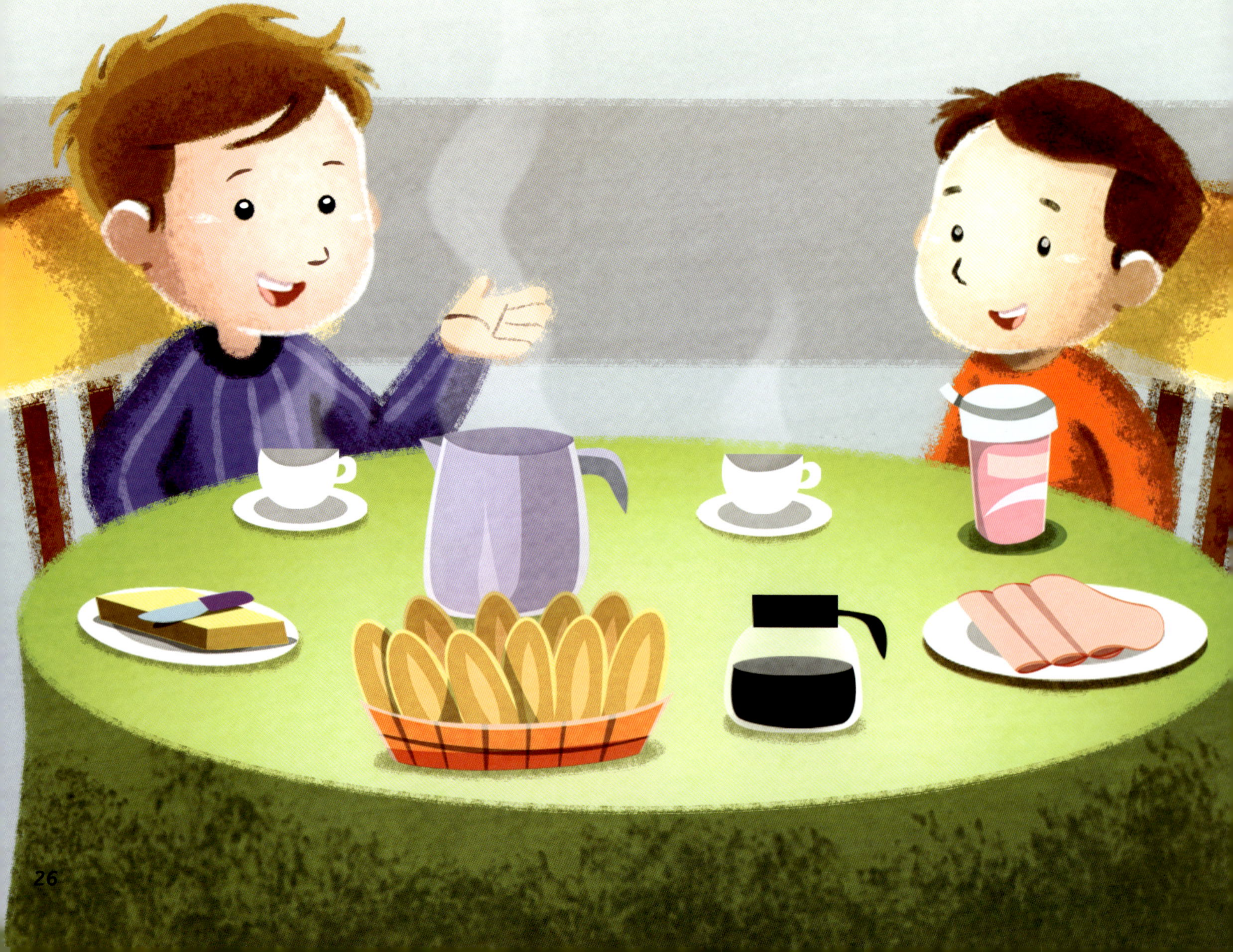

FIM

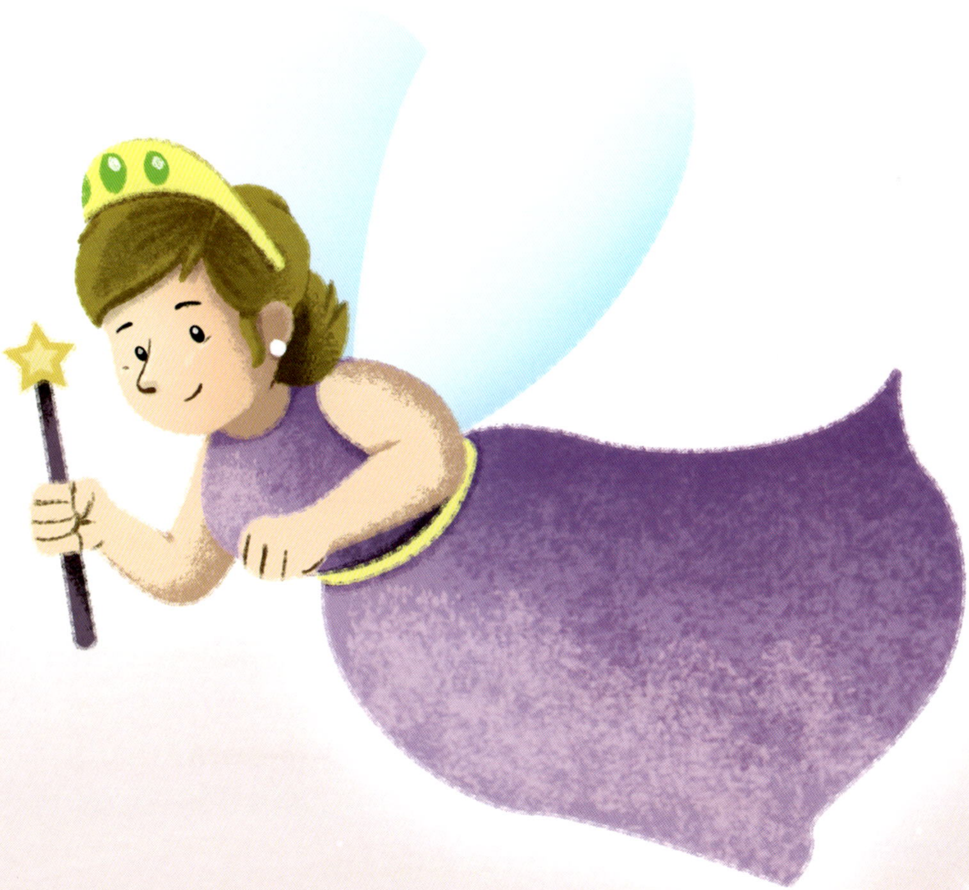

Recomendações aos RESPONSÁVEIS

PARA QUE A EXPERIÊNCIA DA CRIANÇA NO DENTISTA SEJA AGRADÁVEL E BEM-SUCEDIDA, LEMBRE-SE:

• TUDO O QUE VOCÊ SENTIR, A CRIANÇA VAI PERCEBER E SENTIR TAMBÉM. PORTANTO, TENTE MANTER-SE CALMO E PASSAR SEGURANÇA. SUA EXPERIÊNCIA ODONTOLÓGICA PODE NÃO SER AGRADÁVEL, PORÉM A HISTÓRIA DENTAL DA CRIANÇA ESTÁ SENDO CONSTRUÍDA DE MANEIRA DIFERENTE.

• EVITE COMENTAR NA FRENTE DA CRIANÇA SITUAÇÕES ODONTOLÓGICAS DESAGRADÁVEIS OCORRIDAS COM VOCÊ, ALGUÉM DA FAMÍLIA OU AMIGO.

• EVITE DESENHOS ANIMADOS, REVISTAS EM QUADRINHOS OU FILMES INFANTIS QUE RETRATEM O CONSULTÓRIO ODONTOLÓGICO COMO LOCAL DE DOR E SOFRIMENTO, E O DENTISTA COMO SÁDICO OU TORTURADOR.

• JAMAIS RELACIONE O DENTISTA, A CONSULTA OU ALGUM PROCEDIMENTO DENTAL (ANESTESIA, EXTRAÇÃO, ETC.) COM CASTIGO, PUNIÇÃO OU AMEAÇA POR MAU COMPORTAMENTO DA CRIANÇA, EVITANDO FRASES COMO: “SE NÃO AJUDAR NA ESCOVAÇÃO OU NÃO CUIDAR DOS SEUS DENTES, VOU LEVÁ-LO AO DENTISTA E VAI PRECISAR ARRANCAR O DENTE OU FAZER UMA INJEÇÃO”.

• A CRIANÇA É ESPERTA E DINÂMICA, E LOGO RECONHECERÁ O LOCAL DO CONSULTÓRIO. SEMPRE DIGA A VERDADE SOBRE O LOCAL AONDE ELA ESTÁ SENDO LEVADA E EVITE EXAGEROS, POIS A CRIANÇA PODE ESTRANHAR SE RECEBER MUITAS EXPLICAÇÕES. AJA COM A MESMA NATURALIDADE DE QUANDO A LEVA PARA ALGO PRAZEROSO, COMO UM PARQUE.

• PREFERENCIALMENTE DEIXE PARA O PROFISSIONAL EXPLICAR O QUE SERÁ FEITO. EXISTE TODA UMA TÉCNICA PARA ISSO. CASO QUEIRA FALAR ALGO, É MELHOR DIZER: "SEU DENTISTA EXPLICARÁ DIREITINHO O QUE IRÁ FAZER, VOCÊ VAI GOSTAR E SEUS DENTES VÃO FICAR LINDOS!", EVITANDO FALAR FRASES NEGATIVAS COMO "NÃO VAI DOER NADA" OU "NÃO PRECISA TER MEDO".

• NO CAMINHO DO DENTISTA, CONVERSE SOBRE COISAS AGRADÁVEIS E POSITIVAS, COMO DESENHOS E MÚSICAS PREFERIDAS DA CRIANÇA. ISSO AJUDARÁ A DISTRAÍ-LA.

• NÃO PRESSIONE A CRIANÇA EM UMA SITUAÇÃO TEMIDA, MAS TAMBÉM NÃO FACILITE A EVASÃO. SEMPRE INSISTA NA CONTINUIDADE DO TRATAMENTO, POIS DETERMINADAS ATITUDES NEGATIVAS NO CONSULTÓRIO SÃO PERTINENTES À IDADE EM QUE A CRIANÇA SE ENCONTRA E ASSEMELHAM-SE ÀS ATITUDES PRESENCIADAS EM OUTROS AMBIENTES AGRADÁVEIS, QUANDO ELA AINDA NÃO CONHECE BEM O LUGAR OU AS PESSOAS.

• AJUDE FAZENDO UMA REVISÃO SOBRE O QUE ESTAVA NO LIVRO, SEMPRE FALANDO DO DENTISTA COMO UM AMIGO.

Parabéns, vocês estão prontos para a consulta!

Brincando com a onomatopeia

DESCUBRA QUAIS SÃO OS SONS!

PARA TORNAR ESSA VIAGEM FANTÁSTICA AINDA MAIS REAL, QUE TAL CONHECER OS BARULHINHOS QUE PE E BRU ESCUTARAM QUANDO FORAM AO CONSULTÓRIO?

AO ACESSAR O QRCODE AO LADO, VOCÊ PODERÁ APRENDER OS SONS DE CADA INSTRUMENTO! AO DESCOBRIR, ESCREVA O NOME E O SOM AO LADO DE CADA DESENHO! DIVIRTA-SE!

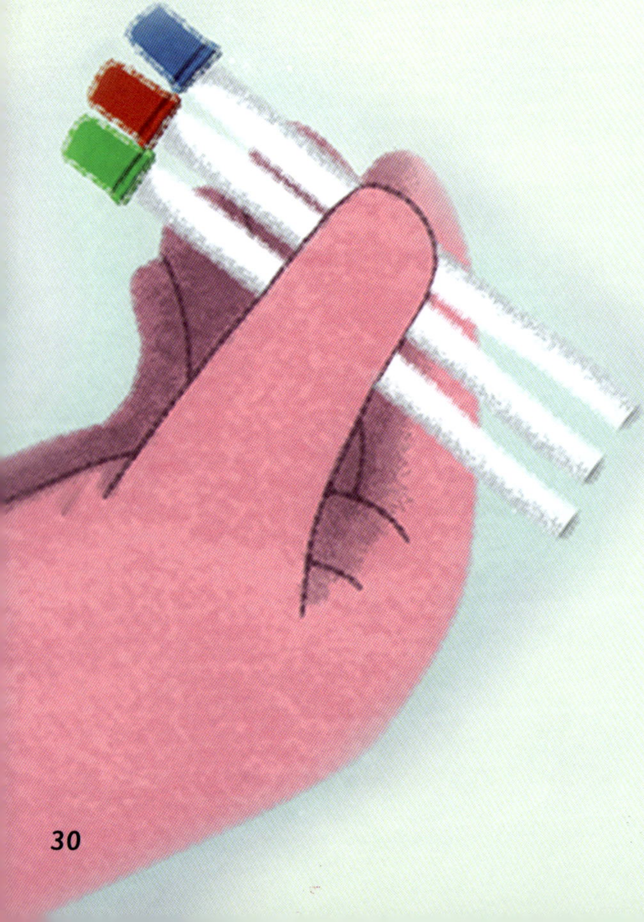

1. QUAL É O NOME DESSE INSTRUMENTO?

____

ESCREVA O BARULHO QUE ELE FAZ!

____

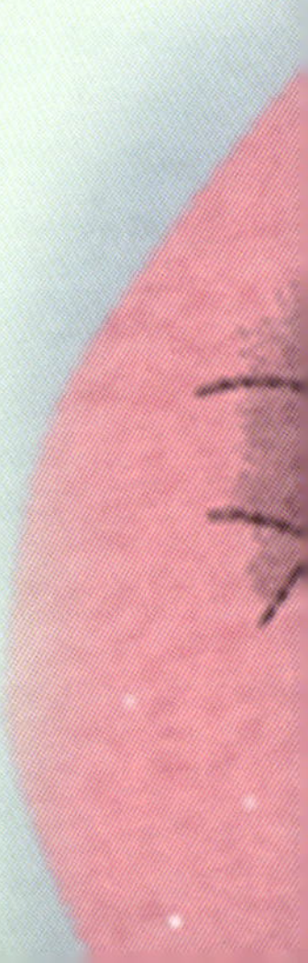

3. QUAL É O NOME DESSE EQUIPAMENTO?

____

ESCREVA O BARULHO QUE ELE FAZ!

____

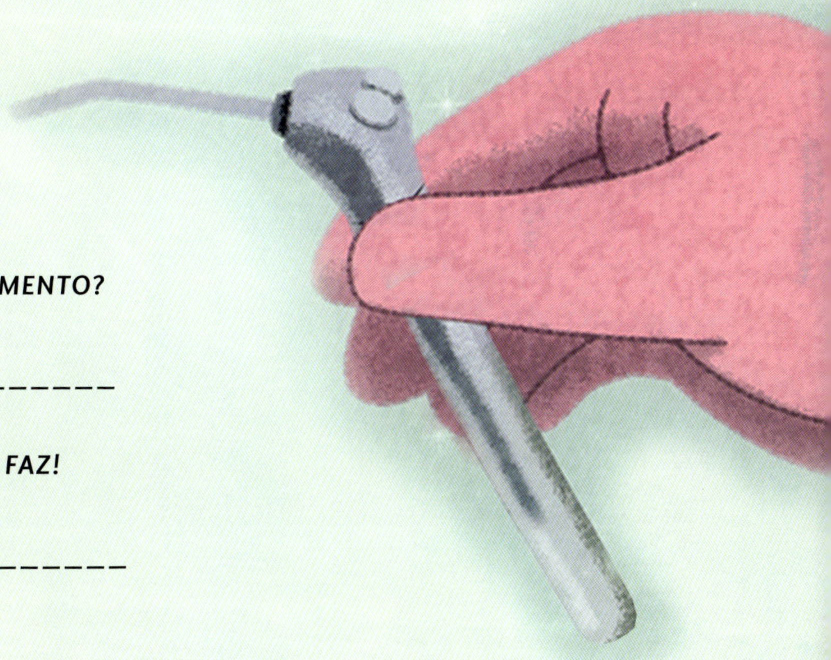

2. QUAL É O NOME DESSE EQUIPAMENTO?

____

ESCREVA O BARULHO QUE ELE FAZ!

____

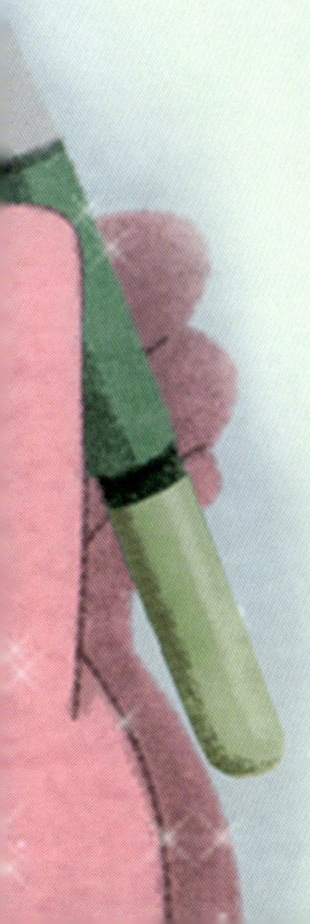

RESPOSTAS: 1. SUGADOR, 2. CANETA METÁLICA E 3. SERINGA TRÍPLICE

Vamos CONTAR E COLAR?

QUANTOS DENTINHOS VOCÊ TEM? DEPOIS DE CONTAR, COLE NA BOCA AO LADO!
***ESSA É UMA ATIVIDADE PARA SER FEITA ACOMPANHADA DE ADULTOS!

VOCÊ VAI PRECISAR DOS SEGUINTES MATERIAIS:

- TESOURA;
- BANDEJA DE ISOPOR BRANCA E LIMPA;
- COLA.

DEPOIS DE CORTAR TODOS OS QUADRADINHOS, COLE ELES NA BOCA AO LADO!

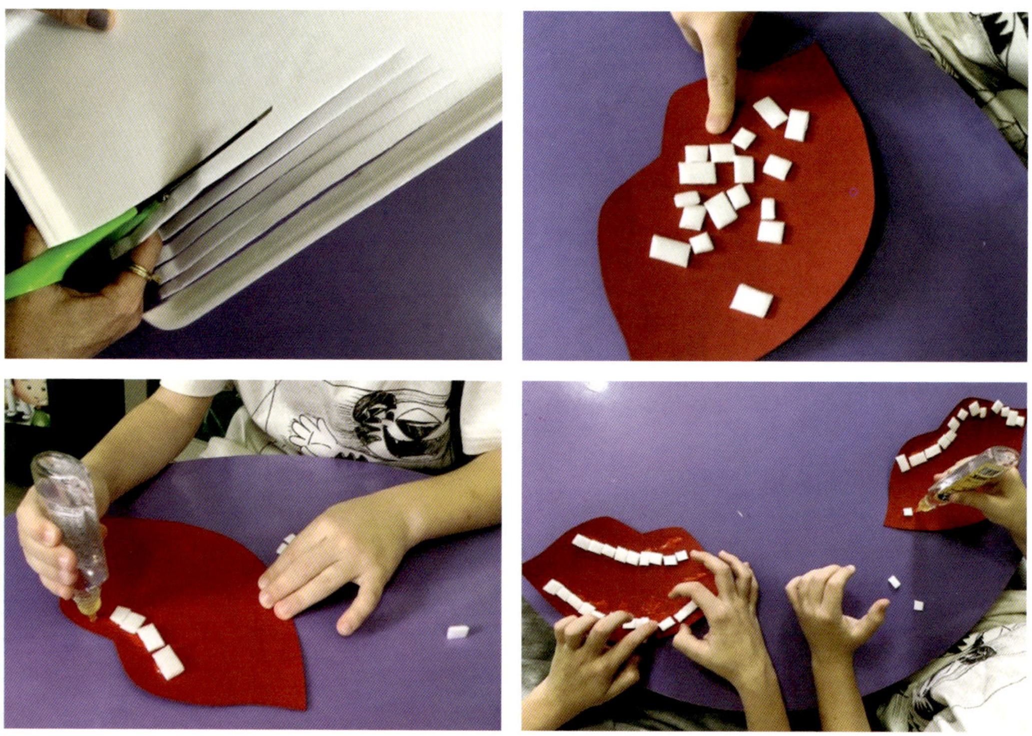

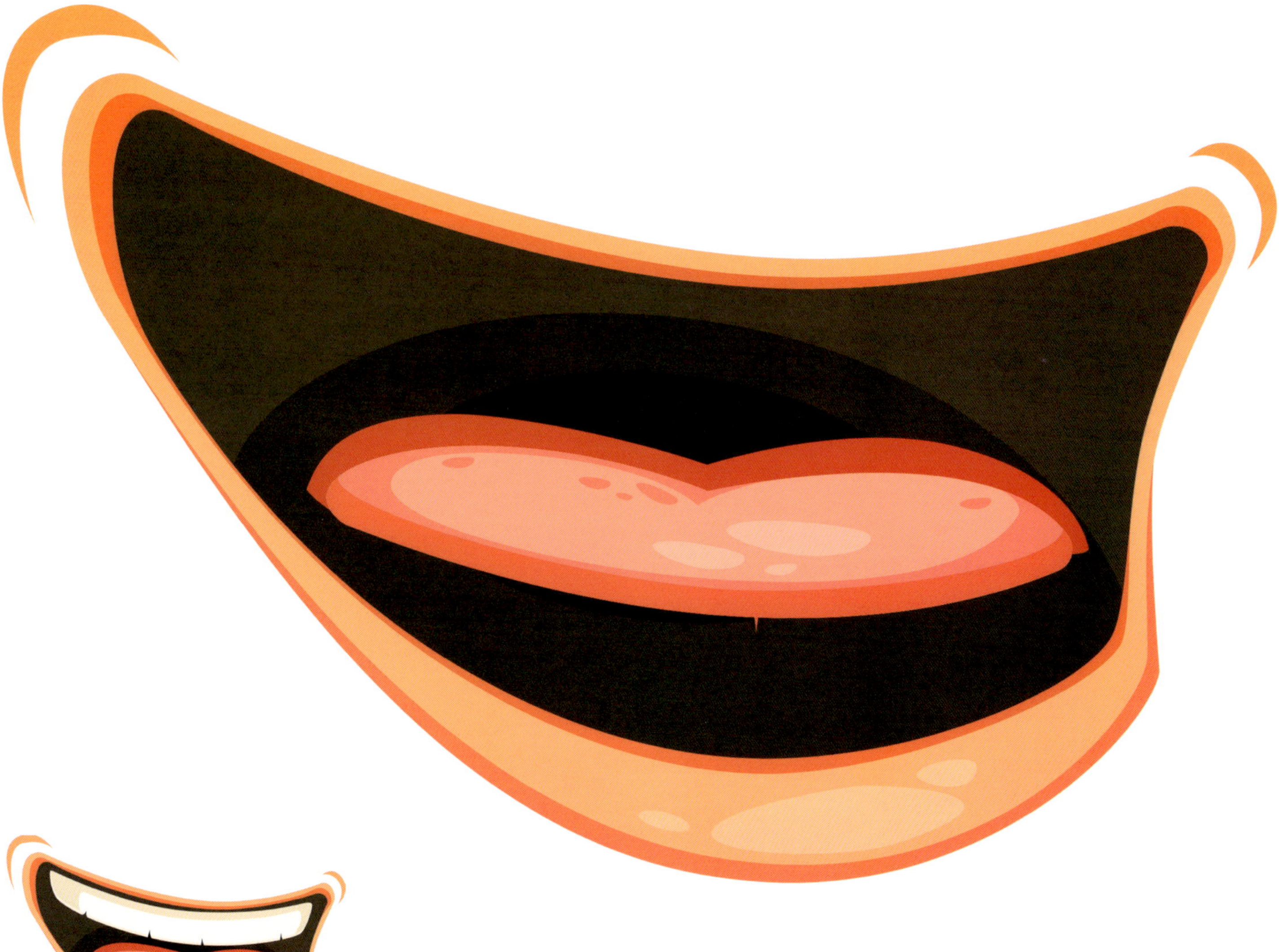

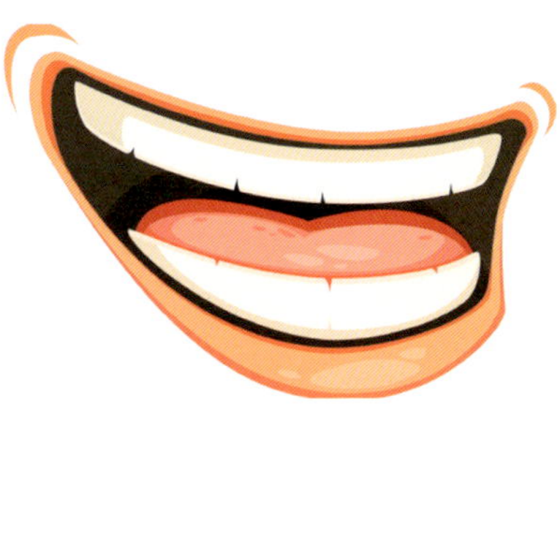

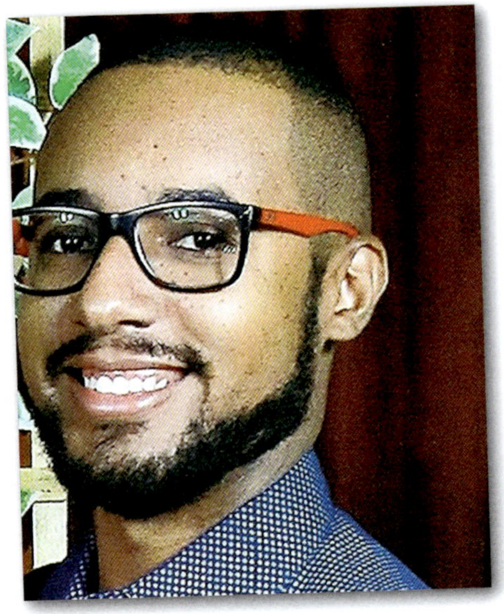

Sobre o ILUSTRADOR

DAM D'SOUZA NASCEU EM SÃO PAULO E GOSTA DE DESENHAR DESDE CRIANÇA. EM 2009, CONSEGUIU REALIZAR SEU SONHO E TRABALHAR COMO ILUSTRADOR. ILUSTROU ALGUNS LIVROS NO RAMO DIDÁTICO E PARADIDÁTICO, ALÉM DE OUTROS PROJETOS ESPECÍFICOS PARA AGÊNCIAS DE PUBLICIDADE.

ALÉM DISSO, ESTÁ SEMPRE ESTUDANDO PARA APRIMORAR SEU TRABALHO E APRENDER MAIS, POIS ACREDITA QUE ATRAVÉS DO DESENHO, A IMAGINAÇÃO CRIA VIDA E NOS TRANSPORTA PARA OUTROS LUGARES COM TRAÇOS E CORES.

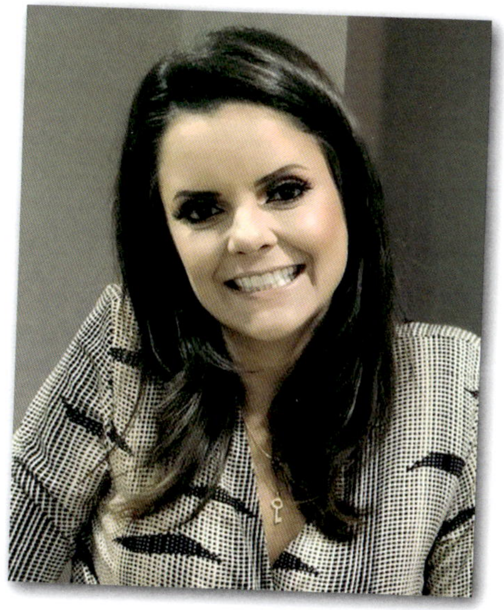

Sobre a AUTORA

BIANCA FIORENTIN MOURA *DECIDIU QUE SERIA CIRURGIÃ-DENTISTA DESDE MUITO JOVEM, E NESTA PROFISSÃO ENCONTROU UM POUQUINHO DE TUDO O QUE ELA GOSTA. ENQUANTO CURSAVA A FACULDADE DE ODONTOLOGIA, JAMAIS IMAGINAVA QUE SERIA DENTISTA DE CRIANÇAS. PORÉM, SEU JEITO DE VIVER A VIDA UM POUCO AQUI, UM POUCO NO MUNDO DA IMAGINAÇÃO, LOGO FEZ COM QUE OS PEQUENOS SE IDENTIFICASSEM COM ELA E MOSTRASSEM QUE SEU GRANDE DOM ERA A ODONTOPEDIATRIA. PARA ESCREVER O LIVRO, SOMOU EXPERIÊNCIAS PROFISSIONAIS E PESSOAIS DE UMA ESPECIALIDADE QUE EXERCE HÁ ANOS, EVIDÊNCIAS CIENTÍFICAS, PUBLICAÇÕES E HISTÓRIAS INFANTIS, AS QUAIS ELA SE ENCANTOU POR LEMBRAREM SUA INFÂNCIA E AS CORES DO PÔR DO SOL, QUE TANTO AMA. TUDO ISSO DEU A ELA MUITAS IDEIAS PARA CRIAR ESSA OBRA, E ASSIM ETERNIZAR UMA DAS SUAS MUITAS VIAGENS AO MUNDO DA IMAGINAÇÃO.*

Leia também, da Editora Inverso

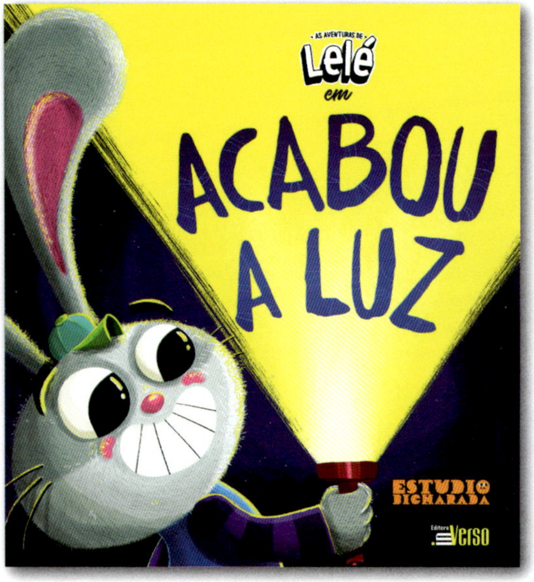

AS AVENTURAS DE LELÉ - ACABOU A LUZ

A série "As Aventuras de Lelé" vai além do entretenimento. Com ludicidade, ela desperta nas crianças e famílias sentimentos positivos com amizade, união e incentiva as pessoas a se moverem - no sentido mais amplo da palavra - provocando a transformação positiva da rotina e da forma como se relacionam, proporcionando uma vida mais saudável para as crianças e suas famílias.

Nessa primeira aventura, "Acabou a Luz", Lelé e seus amigos descobrem juntos que o escuro, motivo de tanto medo e insegurança, é seguro e pode ser divertido!

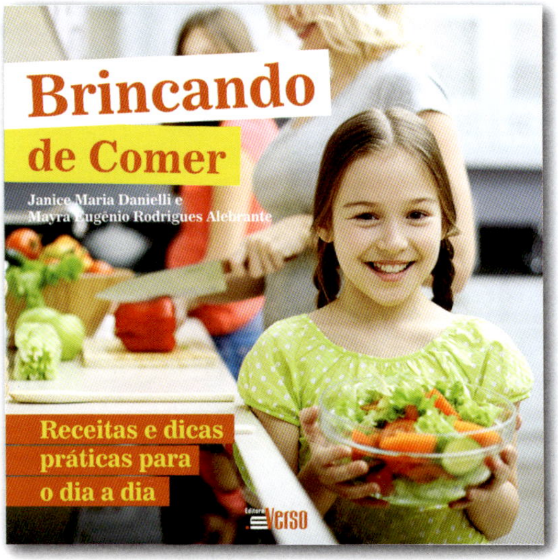

BRINCANDO DE COMER

Você lembra como foi sua alimentação na infância? Busque na sua memória aquela receita saindo do forno, aquele cheirinho misturado com tantas outras sensações, como a família reunida para o café da tarde, aquele lanchinho que só a sua mãe sabia fazer, ou até mesmo aquele piquenique com os amigos em que você se divertia tanto. Sabe essa memória que te faz voltar no tempo e se sentir lá naquela ocasião tão especial? É ela que queremos resgatar! Este livro foi pensado para trazer de volta esse gostinho de infância, recriar esses momentos com seus filhos. Criar uma memória afetiva com alimentos bons, feitos pelas suas próprias mãos e com aquele ingrediente especial que não se encontra à venda em lugar nenhum: carinho e amor depositado no preparo da receita!